예, 치과입니다!

- 20년의 신뢰, 100년의 약속 -

20년의 신뢰, 100년의 약속

예, 치과입니다!

춘천예치과 20주년 기념 준비위원회 출판팀

나래출판사

dh Narae Publishing, Inc.

SK V1 Tower 1507
Younmujang 5 gagil 25, Sungdong-gu
Seoul 04782, Korea
TEL: +82-2-922-7080
FAX: +82-2-922-0841
E-mail: nrpub@naver.com
Website: www.nrbooks.kr

20년의 신뢰, 100년의 약속

예, 치과입니다!

발행일 2026년 1월 5일
저자 춘천예치과 20주년 기념 준비위원회 출판팀
발행인 최용원
편집디자인 장순임
표지디자인 장순임
교정·교열 윤수현
발행처 **나래출판사** (등록 제2012-000051호/1994.6.10)
주소 서울시 성동구 연무장 5가길 25, 성수역 SK V1 Tower 1507호
전화 (02) 922-7080
팩스 (02) 922-0841
이메일 nrpub@naver.com
홈페이지 www.nrbooks.kr

ISBN 979-11-7133-215-1

정가 25,000원

Printed in Korea

프롤로그

함께 성장한 20년, 춘천예치과의 이야기

20년 전, 춘천의 한 건물에서 13명이 시작한 작은 치과가 있었습니다. 그 치과가 지금은 130여 명의 직원이 함께 일하며, 지역사회를 이끌어 가는 치과로 성장했습니다. 춘천예치과의 시작은 작았지만 그 철학과 비전은 남달랐습니다. 단순히 환자를 치료하는 공간이 아닌, 환자와 직원 모두가 머물고 싶어하는 특별한 공간을 만들겠다는 꿈이 있었습니다.

당시 대부분의 치과는 공개된 공간에서 여러 대의 체어가 나란히 배치된 구조였습니다. 환자가 자신의 치료 과정을 타인에게 노출해야 했고, 프라이버시는 늘 뒤로 밀려나 있었습니다. 춘천예치과는 여기에 변화를 주고자 모든 치료를 개인 룸에서 진행하는 혁신적인 방식을 도입했습니다. 이 작은 변화는 환자의 신뢰를 얻었고 '내가 존중받고 있다'는 감각을 선사했습니다.

초기에는 '예치과'라는 이름의 고급 치과 브랜드와 함께 시작했습니다. 지금은 프랜차이즈 치과에 대한 이미지가 달라졌지만, 당시 예치과는 최첨단 교육과 경영 인사이트를 제공하는 신뢰받는 이름이었습니다. 그 덕분에 춘천예치과는 단순히 진료를 잘하는 곳을 넘어, 체계적인 시스템과 교육으로 지속 가능한 성장을 꿈꿀 수 있었습니다. 치과 재료업체와 임플란트 회사, 기공소와 같은 파트너도 이러한 비전에 힘을 보태주었습니다.

시간이 흐르며 춘천예치과는 확장을 거듭했습니다. 더 많은 환자를 만나기 위해 새로운 원장을 영입했고, 지금은 11명의 원장과 치과위생사를 포함해 직원만 130여 명에 이르는 대규모 조직이 되었습니다. 하지만 아무리 규모가 커져도 병원의 철학은 변하지 않았습니다. 환자와 직원 그리고 지역사회가 함께 나아가야 한다는 믿음이 있기에 가능했던 일이었습니다.

20주년을 맞이하며 우리는 이 이야기를 책으로 엮었습니다. 단순히 성과나 숫자를 자랑하기 위한 것이 아닙니다. 춘천예치과가 지난 20년 동안 어떻게 흔들리지 않는 철학으로 환자와 직원에게 신뢰를 주며 성장했는지를 나누고자 합니다.

20년, 지켜온 여섯 가지 약속

이 책은 춘천예치과가 걸어온 길을 여섯 가지 주제로 정리했습니다.

- **Part 1. 광고 없음:** 병원은 광고가 아닌 환자와 직원의 진솔한 관계로 성장해야 한다는 철학을 실천했습니다.
- **Part 2. 리더 없음:** 위에서 지시하는 리더가 아닌, 직원 스스로가 환자와 병원의 주인이 되는 문화를 만들었습니다.
- **Part 3. 휴일 없음:** 최고의 환자 경험을 선사하기 위해 언제나 배우고 도전하며 병원의 가능성을 확장했습니다.
- **Part 4. 회의 없음:** 소통의 오류를 줄이고 자율적인 실행 문화를 만들어 낸 과정과 결과를 담았습니다.
- **Part 5. 클로징 없음:** 치료를 마무리하는 것으로 끝나는 것이 아니라 지속적인 재진 관리로 구강 건강을 유지하도록 노력했습니다.
- **Part 6. 정년 없음:** 100세 시대를 준비하며, 환자와 직원 모두가 지속 가능한 관계를 이어가기 위한 방법을 모색했습니다.

이 여섯 가지는 단순히 병원을 운영하는 원칙이 아닙니다. 춘천예치과 전 직원이 함께 고민하고 직접 실행하며 쌓아온 신념입니다.

PROLOG

춘천예치과의 성장에는 언제나 사람이 있었습니다. 환자와 직원, 지역사회가 서로에게 신뢰를 주며 성장해 온 이야기입니다. 코로나19라는 전대미문의 위기 속에서도 병원은 흔들리지 않았습니다. 직원과 환자가 함께할 수 있는 방법을 고민했고, 모두가 안심하고 찾을 수 있는 공간을 만들었습니다. 리더십은 원칙을 지키며 위기를 기회로 바꾸었고, 사람을 중심에 두는 문화를 지켜냈습니다.

광고 없이 20년을 이어온 병원, 리더 없이 직원이 스스로 움직이는 병원, 환자와 직원이 함께 나이 들어 가는 병원. 춘천예치과는 단순한 의료기관이 아닙니다. 여기에 머무는 사람들 덕분에 특별한 공간이 되었고, 그 공간이 곧 병원의 철학이 되었습니다.

이제, 20년 동안의 이야기를 펼쳐 보입니다. 춘천예치과가 걸어온 길을 통해 단순히 병원을 넘어 사람과 신뢰, 성장의 본질을 이야기하고자 합니다. 이 책이 여러분의 삶과 조직에 새로운 영감을 줄 수 있기를 바랍니다. 책의 시작은 작은 독서모임에서 시작되었습니다. 자신의 일을 책에 담고 싶은 직원들이 한국보건의료상담협회 김예성 대표와 글쓰기 모임을 시작했고 대표님의 도움으로 이야기가 모이기 시작했습니다. 20주년 기념 출판을 앞두고 글쓰기 모임 직원들과 출판팀을 꾸렸고, 그간 모인 이야기와 함께 출간에 이르게 되었습니다. 출판의 마중물이 되어 주신 대표님께 감사드립니다.

춘천예치과에서 환자와 함께, 직원과 함께,
100년을 이어갈 병원을 꿈꾸며

출판팀 대표 **김동석** 원장

프롤로그

함께 만든 사람들

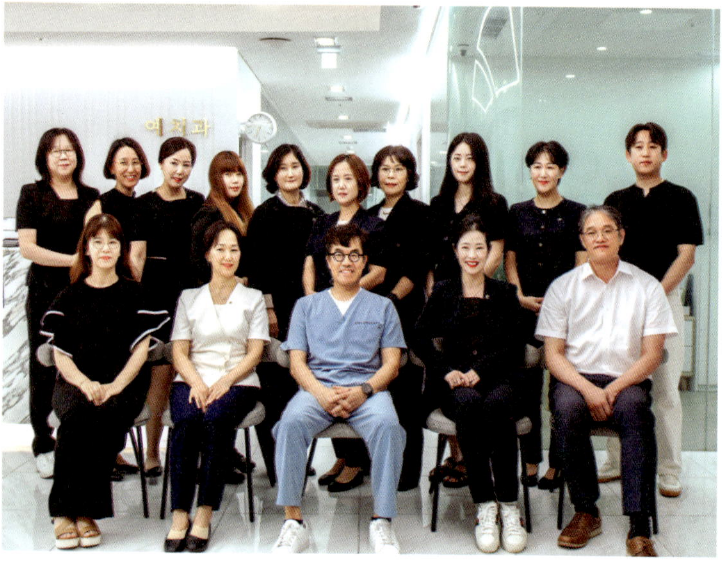

춘천예치과 20주년 기념 준비위원회 출판팀

황지은 이나경 강은임 김진솔 구미영 남선미 박인희 김현영 노은희 방민식
박연경 윤필녀 김동석 박진희 신기철

CONTENTS

목 차

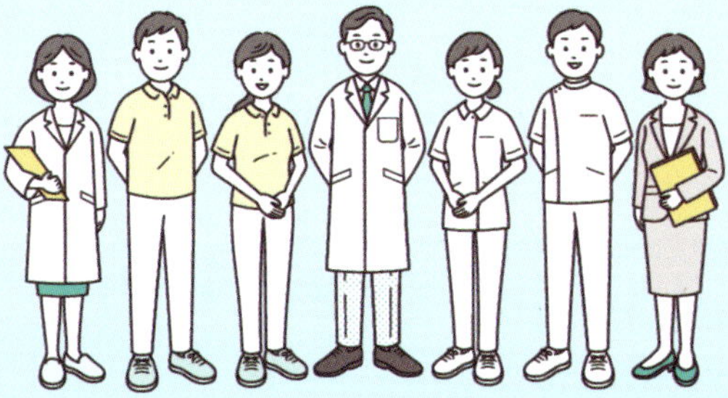

Part 1.

광고 없음

"좋은 병원은 소문으로 자란다."

100년을 이어갈 치과

내용이 친절한 병원

진료를 받기 위해 병원을 찾는 많은 환자는 병원이 제공할 전문적인 진료를 당연히 기대합니다. 그러나 현실에서는 환자의 기대와 다른 결과가 나오는 경우도 많습니다. 진료의 양과 질은 정량화하기 어려우며, 같은 질환의 환자라도 진단과 치료 계획은 다를 수 있고, 그에 따른 치료 결과 역시 다르게 나타날 수 있기 때문입니다.

'친절한 병원'이 되기 위한 첫 번째 조건은, 더 나은 결과를 위해 끊임없이 연구하고 환자를 지속적으로 관찰하며 고통받는 사람을 돕고자 하는 열망을 행동으로 옮기는 것입니다.

두 번째 조건은 병원 직원의 고충과 건강을 관리하는 것입니다. 병원은 정신적·신체적 고통을 겪는 환자의 이야기를 듣고, 그 문제를 해결하기 위해 모든 관심과 자원을 집중시킵니다. 하지만 의료진과 병원 직원 역시 쉽게 에너지를 소진할 수 있습니다. 환자의 이야기를 주의 깊게 듣는 것만으로도 큰 에너지가 필요하기 때문입니다. 이러한 이유로 많은 직원이 번아웃을 경험하며, 특히 30대 초반의 직원이 이직을 고민하는 경우가 자주 발생합니다. 이는 보건의료 분야의 높은 이직률과도 연결됩니다. 따라서 환자에게 진심을 다하는 직원이 되기를 기대하려면, 먼저 직원의 신체적·정서적 안녕을 돌보는 것이 필수적입니다.

세 번째 조건은 지속적인 성과 창출입니다. 병원은 비영리 조직이라는 특수성을 가지지만, 최신 의료 장비와 기술에 대한 투자, 인력 채용과 보상 등 재무적·비재무적 성과를 위해 명확한 목표를 설정해야 합니다. 조직 구성원이 각자의 역할을 충실히 수행하고, 이러한 노력이 조직의 성과로 이어지는 것이 중요합니다. 때로는 병원의 의료 및 비의료직 구성원이 재무적 성과를 논의하는 것에 불편함을 느끼는 경우도 있습니다. 하지만 병원이 사회에 미치는 긍정적인 영향력은 단순히 환자의 고통을 해결하는 것에 그치지 않습니다. 고도화된 의료서비스를 개발하고 고용 기회를 창출함으로써 더 큰 사회적 영향력을 발휘할 수 있습니다. 이러한 영향력은 재정적 성과뿐만 아니라 환자와 직원 만족도, 고용 유지 등 다양한 방식으로 나타납니다. 결국 '친절한 병원'의 세 번째 조건은 '지속적으로 성장하고 발전하는가?'에 대한 답입니다.

내용이 친절한 병원의 세 가지 조건

- 고통받는 사람을 돕고자 하는 열망으로 끊임없이 학습하는가?
- 병원 직원의 고충과 건강을 세심하게 관리하는가?
- 지속적으로 성과를 창출하고 있는가?

이 조건은 서로 복잡하게 연결되어 있으며, 성공적인 조직이 갖추어야 할 필수 요소입니다. 현장에서 보면 단기 성과에만 집중하여 단기적 성과 창출에 성공하는 경우를 보게 되기도 하지만, 그 성과가 장기적으로 이어지려면 직원의 건강을 돌보고 가치관과 역할을 조직문화에 정착시키는 과정이 필요합니다. 이러한 변화는 리더십의 방향에 따라 시작되며, 의료인으로서의 자부심과 경영인으로서의 성과 창출을 목표로 조직을 정비해 나가는 과정과 맞물립니다.

광고 없음

한국보건의료상담협회 **김예성** 대표

춘천예치과(예치과로 칭함)를 소개하게 된 것은 저에게 큰 의미가 있습니다. 예치과와의 첫 인연은 10주년 기념 슬로건, '100년을 이어갈 치과'에서 시작되었습니다. 당시 저는 다른 병원의 경영기획부에서 근무하고 있었고, 이 슬로건은 다소 진부하게 느껴졌습니다. 100세 시대를 겨냥한 다양한 서비스와 상품이 속속 등장하던 시기였기 때문입니다. 그러나 이후 예치과의 변화는 제 예상을 뛰어넘었습니다.

예치과는 100년을 이어가기 위해 경영 방식을 혁신하고, 직원들에게 가치관을 공유하며, 내부 시스템을 정비하기 시작했습니다. 개인이 100년 동안 병원을 운영하는 것은 불가능하지만, 조직은 변화하고 성장하며 그 이상을 지속할 수 있습니다.

2005년에 개원한 예치과는 20여 년 동안 지속적으로 설정한 목표를 갱신하며 발전해 왔습니다. 2015년에는 제가 출간할 예정이었던 책 "사랑받는 병원 마케팅"의 추천사를 부탁드리기 위해 대표원장님과 인터뷰를 진행했습니다. 인터뷰 요청을 위해 총괄 매니저에게 먼저 연락드렸는데, 곧바로 목요일 오전에 약속이 잡혔습니다. 의아한 마음에 '원장님께 컨펌을 받아야 하지 않나요?'라고 묻자 매니저는 이렇게 대답했습니다.

"선생님께서 좋은 일로 호의적인 내용을 진행하시려는 것 아닙니까?"

이 대답에서 예치과가 큰 조직임에도 불구하고, 소통의 어려움을 자기 결정성 강화로 해결하고 있음을 느낄 수 있었습니다.

그렇게 서평 요청과 인터뷰가 빠르게 성사되었습니다. 예치과 6층 카페에서 만난 김동석 원장님은 자리에 앉으며 이렇게 말씀하셨습니다.

"저희는 마케팅 활동을 별도로 하고 있지 않습니다."

춘천예치과는 네이버 키워드 광고를 비롯한 온라인 광고를 거의 하지 않는 병원입니다. 특히, 경쟁이 치열한 온라인 마케팅을 활발히 진행하는 강남의 병원들과는 대조적인 행보를 보이고 있습니다. 원장님은 병원의 마케팅 활동이 단순한 광고를 넘어서는 것이라 말씀하셨고, 이후 저와 병원의 철학과 운영에 대해 이야기를 나누기 시작했습니다.

제가 던진 질문들:

- 왜 춘천에 개원하셨나요?
- 수가는 어떻게 정하고 유지하시나요?
- '100년을 이어갈 치과'를 위해 어떻게 준비하고 계신가요?
- 6층 카페는 어떻게 운영하고 계신가요?
- 소아 진료와 일요일 진료를 하는 이유는 무엇인가요?

1시간이 넘는 대화에서 가장 인상 깊었던 대답은 다음과 같았습니다. 원장님은 강원 영서지방에 거점 병원이 부족한 상황에서, 고속도로 접근이 용이한 춘천에 병원을 개원하게 되었다고 설명하셨습니다. 또한 당시 임플란트 저수가 정책에 대한 저항이 심했지만, 환자와의 관계를 유지하고 개선하기 위해 수가에 대한 고민이 필요했다고 덧붙였습니다. 그러나 결정이 늦어지는 동안 금값이 급등해, 금을 사용하는 보철 치료의 비용을 올리지 못해 어려움을 겪었다고 말씀하셨습니다.

춘천예치과는 전국에서 벤치마킹 방문이 잦은 병원입니다. 가장 많이 받는 질문 중 하나는 콜센터 시스템 운영과 6층 예카페의 비용 및 매출 구조에 관한 것이었습니다. 현재 예카페는 두 명의 직원이 교대로 근무하고 있으며, 코로나19 시기에는 음료 서비스를 잠정 중단했지만 그동안 카페 직원들에게는 새로운 업무를 맡기며 고객충성팀으로 활동하도록 했습니다.

원장님은 예카페 운영과 관련한 철학도 흥미롭게 밝혔습니다.

"하루를 시작하는 직원들이 커피 한잔으로 느끼는 행복과 활력, 그리고 고객들이 누리는 편안함을 돈으로 환산할 수 있을까요?"

이 말은 예카페 운영의 비용 대비 효과를 묻는 방문객들에게 새로운 화두를 던졌습니다. 그는 비용 절감 차원에서 직원들의 음료 이용을 제한하거나 보호자들의 이용을 통제하는 대신, 예카페가 더욱 자유롭고 편안한 공간이 되기를 원했습니다. 직원과 고객이 대화를 나누고 휴식을 취할 수 있는 '사랑방' 같은 공간을 만드는 것이 그의 바람이었습니다.

소아 진료와 일요일 및 공휴일 진료에 대한 설명도 이어졌습니다.

"춘천에서는 소아 환자가 적절한 진료를 받지 못해 증상이 악화되거나 부모가 마음을 졸이는 경우가 많았습니다. 그래서 의료진과 논의한 끝에 우리가 먼저 솔선수범해야 한다고 결정했습니다."

예치과는 온라인 광고를 적극적으로 하지 않으면서도 병원의 가치관과 슬로건을 실현하기 위해 모든 구성원이 일사불란하게 움직이고 있습니다. 이는 병원 내부에서 자율성과 철학을 바탕으로 한 독특한 문화 덕분입니다.

춘천예치과는 20년 동안 환자 중심의 병원을 운영하며 광고 없이도 성장할 수 있다는 것을 몸소 증명했습니다. 광고와 마케팅을 통한 인위적인 성장보다는, 환자와의 신뢰를 쌓고 의료진과 직원이 자발적으로 병원의 가치를 높여 가는 방식으로 경쟁력을 만들어 왔습니다. 그 결과, 예치과는 지역사회 사람들이 자연스럽게 찾는 병원이 되었고, 직원에게도 단순한 직장이 아니라 함께 성장하는 공간이 되었습니다. 무료로 운영되는 예카페, 공휴일 진료, 소아 진료 그리고 지역사회 봉사까지—이 모든 것이 병원의 철학을 담고 있으며, '100년을 이어갈 치과'라는 슬로건이 단순한 문구가 아니라 실제로 실천되는 가치임을 증명하고 있습니다.

오늘날 의료 환경은 빠르게 변화하고 있으며, 병원들이 생존을 위해 공격적인 마케팅을 선택하는 것이 일반적입니다. 그러나 예치과는 정반대의 길을 걸으며 환자의 신뢰를 최우선으로 하는 방식을 고수하고 있습니다. 이러한 운영 방식이 앞으로도 지속 가능할지 의문을 품는 이들도 있을 것입니다. 하지만 저는 확신합니다. 병원의 성장은 단순한 숫자가 아니라 그 병원이 만들어 내는 가치와 철학에서 비롯됩니다. 춘천예치과는 이를 실현하는 대표적인 사례이며, 앞으로도 환자와 직원이 함께 만들어 가는 병원의 문화를 통해, 20년을 넘어 100년을 이어갈 것입니다.

병원의 규모가 확장되면서 무료 카페 '예카페'를 열었습니다. 지금은 카페를 함께 운영하는 치과가 많이 있지만 당시만 해도 40평 가까운 넓은 공간을 차지하는 이곳은 적지 않은 논란을 불러일으켰습니다. '공간이 너무 크다', '무료로 운영하면 결국 병원이 적자를 떠안아야 하지 않겠냐', '진료 공간을 늘려야지, 왜 굳이 카페를 운영하느냐' 등 원장들 사이에서도 여러 의견이 있었습니다. 심지어 '무료로 제공하면 주변 카페에서 항의할 것이다'라는 우려도 있었습니다. 하지만 지금 예카페는 춘천예치과에서 없어서는 안 될 소중한 공간이 되었습니다.

병원을 찾는 환자에게 편안한 대기 공간을 제공하는 것은 단순한 서비스 이상의 의미를 가집니다. 의료기관은 환자의 건강을 돌보는 곳이지만, 병원을 방문하는 과정 자체가 환자에게 스트레스를 유발하는 경우가 많습니다. 또한 긴 대기 시간, 진료에 대한 긴장감, 치료 후의 불편함 등이 환자의 경험을 좌우합니다. 예카페는 이러한 심리적 부담을 덜어 주고, 병원을 보다 따뜻한 공간으로 만들었습니다. 환자는 커피 한잔을 마시며 긴장을 풀고, 보호자는 여유로운 분위기에서 기다릴 수 있습니다. 대기 시간에 대한 불만이 줄어들고, 병원을 향한 긍정적인 이미지가 강화되는 효과도 있었습니다.

병원 내에 무료 카페를 운영하는 것은 단순한 서비스가 아니라, 병원의 문화와 브랜드를 형성하는 중요한 요소가 되었습니다. 특히 현대 의료 환경에서는 환자의 경험(Patient Experience)이 중요한 키워드로 자리 잡고 있습니다. 병원이 단순히 치료만 제공하는 공간이 아니라 환자가 머무르는 동안 편안함을 느끼고, 긍정적인 인상을 가질 수 있도록 하는 것이 중요합니다.

의료서비스 분야에서도 '경험 가치'(Experience Value)가 점점 더 강조되고 있습니다. 미국의 유명 병원인 클리블랜드 클리닉(Cleveland Clinic)은 환자 경험을 개선하기 위해 병원 내 음악 공연, 예술 전시, 웰니스 공간을 마련하고 있습니다.

국내에서도 서울의 대형 병원들이 카페, 도서관, 정원 등을 병원 내부에 조성하며 환자와 보호자의 편의를 높이고 있습니다. 춘천예치과의 예카페도 이러한 흐름 속에서 환자의 경험을 최우선으로 고려한 공간이라 할 수 있습니다.

병원 내 무료 카페의 운영이 단순한 편의 제공을 넘어, 병원의 서비스 품질을 향상시키고 환자의 만족도를 높이는 역할을 한다는 점에서 그 가치는 충분합니다. 실제로 연구에 따르면, 의료 환경에서 제공되는 추가적인 편의 서비스(예: 카페, 휴게 공간, 문화 프로그램 등)는 환자의 심리적 안정감을 높이고, 재방문 의향을 증가시키는 긍정적인 영향을 미치는 것으로 나타났습니다.

예카페는 단순한 대기 공간을 넘어, 직원들에게도 중요한 역할을 합니다. 진료 중간중간 짧은 휴식을 취할 수 있는 공간이 생김으로써 직원들의 피로도가 줄어들

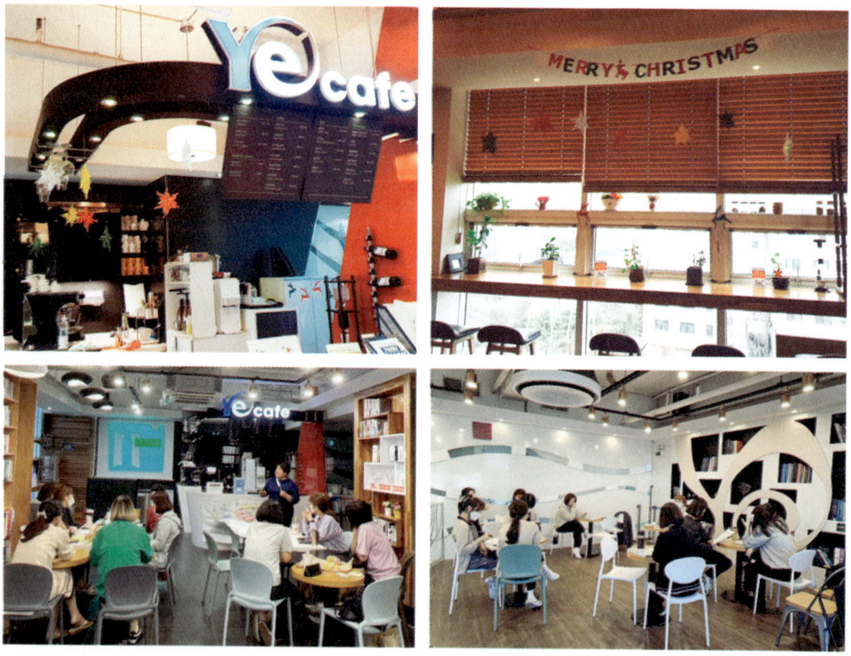

예카페는 다양한 음료가 제공되며 직원 휴식, 세미나를 위한 공간으로도 활용됩니다.

고, 동료와 자연스럽게 소통할 수 있는 기회가 많아졌습니다. 병원의 규모가 커질수록 직원들 간의 관계가 멀어지기 쉬운데, 예카페는 팀워크를 강화하는 역할도 하고 있습니다.

또한 이 공간은 단순한 휴게 공간을 넘어, 열정적인 세미나와 교육이 이루어지는 장소이기도 합니다. 직원들은 이곳에서 새로운 기술과 지식을 배우고, 병원의 방향성과 비전에 대해 공유하는 시간을 갖습니다. 매월 열리는 '예어울림 마당' 공연 역시 예카페에서 이루어집니다. 음악과 문화가 흐르는 공간에서 직원과 환자, 보호자가 함께하는 순간은 병원의 문화를 더욱 풍요롭게 만듭니다.

춘천예치과는 단순히 환자를 치료하는 곳이 아니라, 환자와 직원 모두가 함께 머물고 싶은 공간을 만들기 위해 노력해 왔습니다. 예카페는 그 노력의 결과물이

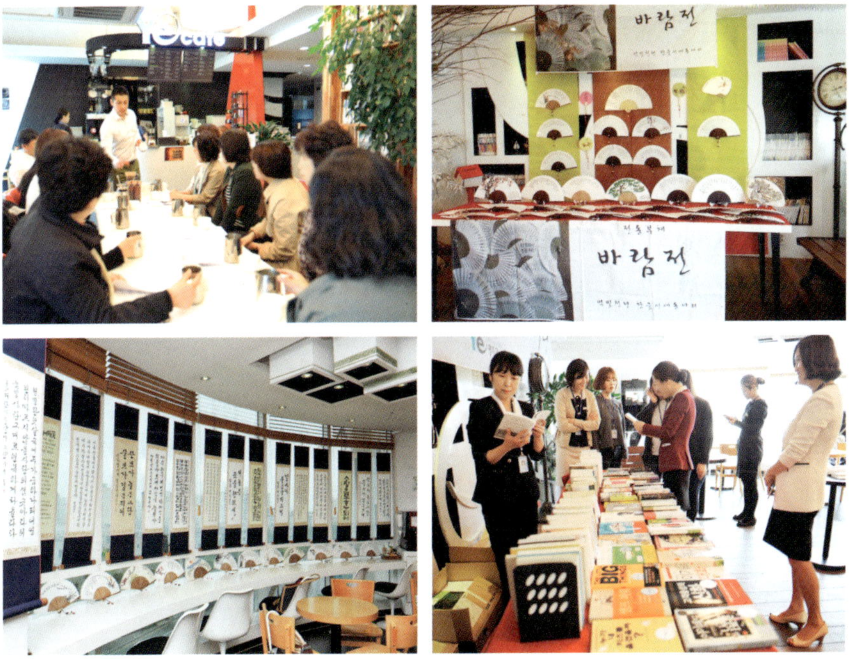

병원의 공간은 환자의 경험 가치를 높이기 위해 다양한 이벤트로 채워집니다.

자, 앞으로 병원이 나아가야 할 방향을 보여주는 상징적인 공간입니다.

병원은 더 이상 '아픈 곳을 치료하는 장소'로만 머물러서는 안 됩니다. 환자가 편안함을 느끼고, 치과에 대한 두려움을 덜어낼 수 있는 공간이 되어야 합니다. 직원 또한 단순히 업무를 수행하는 것이 아니라, 즐겁고 의미 있는 시간을 보내며 성장할 수 있어야 합니다. 예카페는 이러한 가치를 담아낸 공간이며, 앞으로도 병원의 중요한 일부분으로 자리 잡을 것입니다.

춘천예치과는 앞으로도 환자의 경험을 최우선으로 고려하며, 더 나은 환경을 만들어 가기 위해 노력할 것입니다. 예카페는 단순한 '무료 카페'가 아니라, 춘천예치과의 철학과 가치를 담아낸 공간입니다. 그리고 우리는 이곳에서 환자와 직원, 지역사회가 함께하는 새로운 문화를 만들어 가고 있습니다.

사랑방과 충전소

예카페 바리스타 **김진솔**

병원을 벤치마킹하러 오시는 분들이 가장 궁금해하는 것 중 하나는 예카페에 대한 이야기입니다. 예카페는 병원을 찾는 모든 분께 원하는 음료를 제공하며, 편안한 공간을 마련해 드리고 있습니다. 많은 분이 카페 운영에 드는 비용, 즉 고정비와 재료비 그리고 하루에 나가는 음료의 수에 대해 물어보십니다. 솔직히 말씀드리면 저도 정확한 숫자는 모릅니다. 제가 맡은 역할은 숫자 계산이 아니라 환자가 필요로 하는 것을 주는 것, 그리고 그들이 편안함을 느낄 수 있도록 서비스하는 것이기 때문입니다.

예카페의 주요 고객은 병원 직원입니다. 하루를 시작하는 커피 한잔은 모두에게 중요한데, 그 취향이 참 다양합니다. 스타벅스처럼 정형화된 서비스를 제공하면서도 각자의 취향을 기억해 맞춤형으로 준비하는 것이 저의 일입니다.

예를 들어, A 원장님은 작고 따뜻하게 데운 커피잔에 뜨거운 물을 채우고, 마지막에 에스프레소 한 샷을 넣어 드리면 좋아하십니다. B 원장님은 아몬드 시럽을 살짝 넣은 에스프레소를 선호하시고, C 원장님은 바닐라 시럽과 카페 시럽을 각각 한 번씩 넣고, 에스프레소 한 샷에 거품을 풍성히, 얼음도 듬뿍 넣어야 만족하십니다. D 원장님은 초코 가루 두 스푼과 에스프레소를 섞어 풍성한 거품을 얹어 드리는 것을 좋아하시죠. 이런 세심한 커피 준비는 그 사람만의 취향을 기억하고 존중한다는 마음에서 비롯됩니다.

물론 이렇게 정확한 주문만 들어오는 것은 아닙니다. 예카페에서 일한 지 5년 동안 다양한 손님을 만나며 웃기고 당황스러운 주문을 받은 적도 많았습니다. 한번은 어떤 환자분이 "그냥 3분의 3박자 커피 줄 수 있나?"라고 하셔서 당황했던 기억이 있습니다. 순간 무슨 뜻인지 몰라 잠시 멈칫했지만, 이내 환자분이 원두에 프림과 설탕을 넣은 커피를 원한다는 것을 알게 되었습니다. "아~ 네, 원두+프림+설탕 커피! 3박자 커피 말씀이시죠?"라고 답하니 환자분께서 "그렇지! 잘 알아듣네!"라며 박수를 치며 기뻐하시더군요. 이렇게 손님과 함께 만들어 가는 독특한 순간들이 즐겁고 의미 있는 추억으로 남습니다.

또 다른 재미있는 에피소드는 바나나 라테 이야기입니다. 모녀가 함께 카페에 오셔서 메뉴판을 보시더니 어머님께서 "나는 바나나 라테 마실래, 딸은?"이라고 말씀하셨습니다. 그 순간 따님이 "엄마, 바나나 라테가 뭐야? 바닐라 라테겠지."라고 살짝 지적했죠. 어머님께서는 그제야 웃으시며 "어머, 내가 바나나라고 했니?"라고 민망해하셨습니다. 그때 제가 "괜찮아요, 어머님! 다른 환자분들도 종종 바닐라를 바나나라고 부르세요. 흔한 일이에요."라고 말씀드렸더니, 어머님께서 안심하시며 "어머, 그래요? 나만 그런 게 아니었네요. 다행이에요."라며 화색이 도는 것을 보았습니다. 손님들이 편안하게 느끼고 웃을 수 있는 순간을 만드는 것이 저의 일이라고 생각합니다.

커피를 즐기지 않는 분들도 예카페의 공간을 자신만의 시간으로 활용하곤 합니다.

조용한 공간에서 음악을 들으며 스마트폰을 보거나 책을 읽으며 대기 시간을 보낼 수 있습니다. 저는 이런 분위기를 위해 음악 선곡에도 신경을 씁니다. 스타벅스의 음악 채널을 참고해 그날의 분위기에 맞는 음악을 고르는 것도 저의 중요한 업무 중 하나입니다.

예카페는 병원에서 운영되지만, 그 존재는 카페를 직접 찾지 않는 분들에게도 익숙합니다. 커피 향이 병원 전체를 감싸고 있어, 치료를 위해 방문한 환자들도 6층 엘리베이터 문이 열리며 퍼지는 커피 향을 맡으면 순간적으로 긴장이 풀린다고들 하십니다.

일과를 마무리할 즈음에는 재료와 기구를 정리하고 재고를 확인합니다. 그리고 틈틈이 라테 아트를 연습하죠. 단순히 맛과 향을 즐기는 곳이 아니라, 시각적인 즐거움도 함께 제공하는 공간을 만들고 싶기 때문입니다. 병원에서 운영하는 카페지만, 환대의 감정을 전하고자 커피에 대해 꾸준히 공부하고 있습니다.

많은 분이 예카페를 무료 셀프바로 생각하실 수도 있습니다. 하지만 이곳은 커피 한잔을 매개로 사람들이 만나고 이야기를 나누며 분위기를 형성하는 공간입니다.

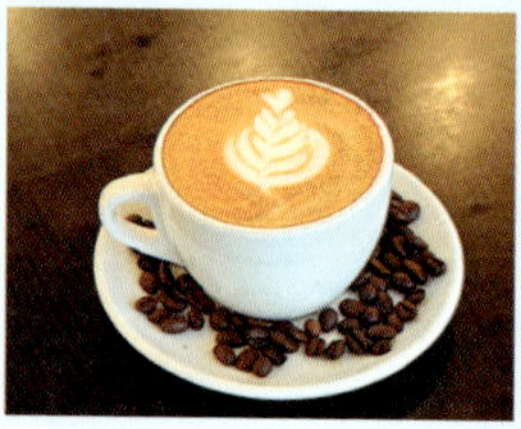

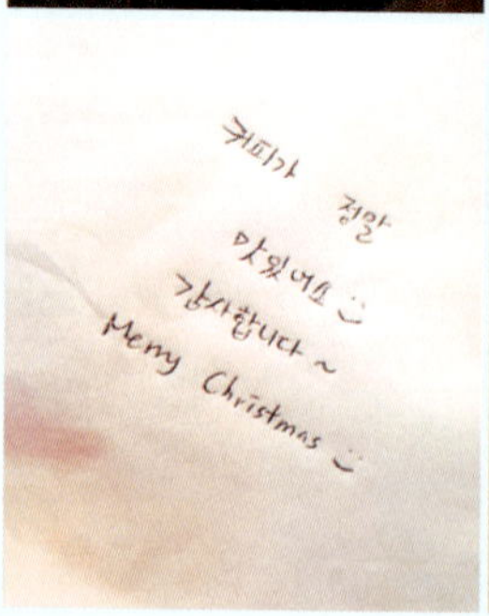

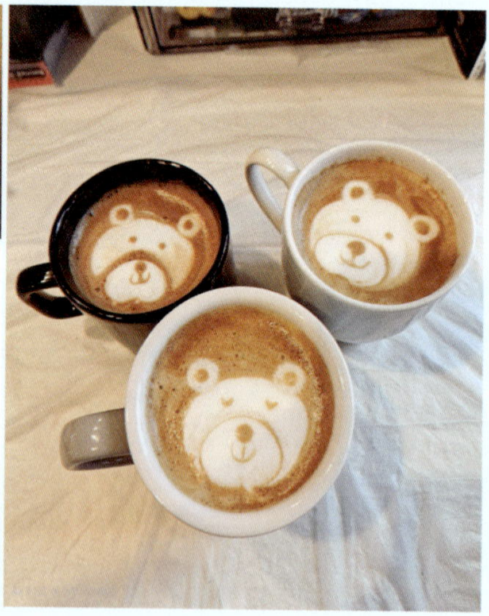

커피를 제공하는 일은 단순히 음료를 대접하는 것이 아니라, 환자들이 치료를 기다리는 동안 여유를 찾고, 가족이나 친구와 함께 치료에 대해 대화할 수 있는 소중한 시간을 제공하는 것입니다.

예카페에서는 하루에 80~100잔의 커피를 만듭니다. 커피를 즐기지 않는 분들을 위해 간단한 음료도 준비해 두는데, 이 음료에는 값으로 매길 수 없는 마음의 치유가 담겨 있습니다. 카페에 들르는 분들을 '공짜 커피를 마시러 온 사람'으로 보지 않습니다. 그들은 병원과 카페의 따뜻한 분위기와 자연스러운 풍경을 마음의 쉼터로 만들어 주는 분들입니다. 그래서 그들이 병원에서 더 많은 추억을 쌓을 수 있도록 돕는 것이 저의 업무 원칙입니다.

대표원장님께서는 카페가 '사랑방'처럼 운영되기를 바라셨습니다. 누구나 편하게 다리 뻗고 앉아 수다를 떨고, 편히 쉴 수 있는 공간. 직원과 환자가 느끼는 행복을 어떻게 돈으로 환산할 수 있겠냐고 늘 말씀하십니다. 카페를 방문하는 사람들의 행복감과 밝은 미소가 우리가 받는 가장 큰 보답입니다.

예카페는 각자의 방식으로 머물 때 비로소 완성됩니다. 이곳은 춘천예치과의 함께하는 문화에 어울리게 친근하고 따뜻한 공간으로 운영됩니다. 예카페에서의 경험은 단순히 커피를 내리는 시간을 넘어, 저만의 바리스타 철학으로 이어졌습니다. 예치과에서 치료 중인 분이든, 방문객이든, 누구든 편견 없이 따뜻하게 마주하고, 한 분 한 분의 취향에 진심으로 귀 기울입니다. 단순한 무료 커피를 넘어, 향과 맛 그리고 시선으로도 온전히 느낄 수 있는 한잔으로 예카페에서 따뜻한 기억을 남겨 드리자는 것입니다.

가끔은 메뉴에 없는 음료를 주문하시거나 예상 밖의 주문을 해 오실 때도 있지만, 저는 늘 이렇게 생각해요. '오, 새로운 도전이네! 이 음료를 만들어 보면서 나도 더 성장할 수 있을 거야.' 이처럼 말보다 마음을 먼저 이해하는 바리스타가 되는 것이야말로 성공적인 서비스의 시작이라고 믿습니다.

광고 없이 성장하는 병원

예치과는 확고한 가치관과 체계적인 시스템 그리고 직원의 자발적인 참여를 바탕으로 지난 20년 동안 광고 없이도 지속적으로 성장해 왔습니다. '광고 없음'이라는 개념은 단순히 마케팅을 하지 않는다는 선언이 아니라, 병원의 철학이며 선택과 집중을 통해 조직이 성장할 수 있다는 증거입니다.

병원의 선택과 성과 사이에는 결국 '사람'이 있습니다. 리더가 내린 결정이 구성원에게 어떻게 받아들여지고 실행되는지에 따라 성과는 달라질 수 있습니다. 같은 전략을 세운다고 해도 그것이 성공할 수도 있고 실패할 수도 있는 것은 결국 그 전략을 수행하는 사람이 다르기 때문입니다. 예치과의 성장은 한두 명의 리더가 아닌, 구성원 모두가 병원의 방향성을 신뢰하고 실천한 결과입니다.

이 책은 10년 넘게 예치과를 관찰한 기록이자, 2년여간 직원과의 1:1 미팅과 현장에서 경험한 내용을 바탕으로 작성되었습니다. 그리고 그 과정에서 가장 강하게 느낄 수 있었던 점은 예치과 직원들이 병원을 진심으로 사랑하고 있다는 사실이었습니다. 이곳의 직원은 단순히 주어진 업무를 수행하는 것이 아니라, 자신이 하는 일에 자부심을 느끼고 병원을 하나의 '공동체'로 여깁니다. 책에 참여한 저자 모두 각자의 방식으로 병원을 사랑하며, '출근이 퇴근보다 즐겁다'고 말합니다.

성공 병원의 비밀은 사람이다

성공하는 조직에는 몇 가지 공통된 원칙이 있습니다. 그리고 그 원칙의 핵심에는 언제나 '사람'이 있습니다.

'사람은 옳은 사람의 말을 따르는 것이 아니라, 좋은 사람의 말을 따릅니다.'

'전략과 전술을 성과로 이어 주는 것은 결국 사람입니다.'

대표원장은 이렇게 말했습니다. "우리 병원도 한때 회의가 정말 많았지만 이제는 거의 없어졌습니다. 그리고 정년의 개념도 점차 사라지고 있습니다."

이러한 변화는 조직이 자연스럽게 흘러가면서 체득한 결과입니다. 처음부터 '광고 없음', '회의 없음', '정년 없음'이라는 원칙을 정해둔 것이 아닙니다. 병원이 성장하면서 불필요한 요소를 걷어내고 본질적인 가치에 집중하면서 현재의 모습을 갖추게 된 것입니다. 광고 없이 병원을 운영하는 것은 당연히 쉬운 일이 아닙니다. 하지만 오랜 시간 동안 이러한 방식이 지속적으로 실행된 끝에 '광고 없음'은 이제 예치과의 정체성이 되었습니다.

변화를 두려워하지 않는 조직

예치과는 새로운 도전을 마다하지 않는 병원입니다. 의료 환경이 급변하는 시대에 병원 운영 방식도 끊임없이 변화해야 합니다. 예치과는 변화의 필요성을 빠르게 인식하고, 새롭게 도입할 것과 중단할 것을 신속하게 결정합니다. 예를 들어, 디지털 덴티스트리와 최소 침습 보철 치료(라미네이트 치료)는 이미 10여 년 전에 도입되었지만 한동안 여러 가지 이유로 중단되었습니다. 그러나 최근 세라믹 기술의 발달로 다시 활성화되며 '스마일비니어'라는 춘천예치과 고유의 상표를 등록했습니다. 이제는 디지털 기술과 안티에이징을 접목한 새로운 치료법으로 자리 잡았습니다.

이처럼 어떤 변화는 지금 당장은 효과가 없더라도, 적절한 시점이 오면 다시 도입될 수도 있습니다. 과거에 실패했다고 해서 영원히 불가능한 것은 아닙니다. 중요한 것은 환경과 상황에 따라 전략을 유연하게 조정하는 것입니다.

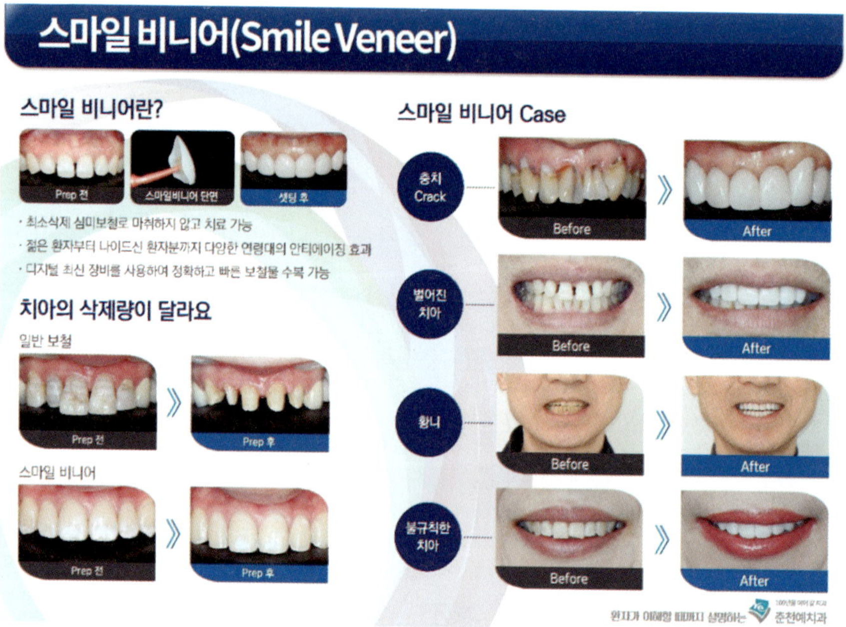

스마일비니어는 춘천예치과의 고유 상표로 디지털 기술과 안티에이징을 접목해 환자들의 관심과 사랑을 받고 있습니다.

벤치마킹의 의미

병원을 바라보는 시선은 다양합니다.

"우리 병원은 작아서 복지를 무한정 늘릴 수 없어."

"개원 초기엔 광고 없이는 불가능해."

"우리 원장님은 직원들 말은 듣지 않고 본인 방식을 고수해."

"예치과니까 가능한 거야."

이러한 생각이 드는 것도 이해할 수 있습니다. 그러나 '예치과니까 가능한 것'은 아닙니다. 다른 병원도 예치과의 시스템을 벤치마킹하고 자신에게 맞는 요소를 선택해 실행할 수 있습니다. 성공하는 병원은 단순히 규모가 크거나, 환자가 많거나, 매출이 높은 병원이 아닙니다. 그보다는 끊임없이 개선하고, 변화를 두려워하지 않으며, 지속 가능한 성장을 만들어 가는 병원입니다. 성공 병원의 본질은 시스템이 아니라, 그 시스템을 운영하는 사람들의 태도에 달려 있습니다.

병원의 변화를 고민하는 사람이라면, 성공한 병원을 벤치마킹할 때 무작정 모든

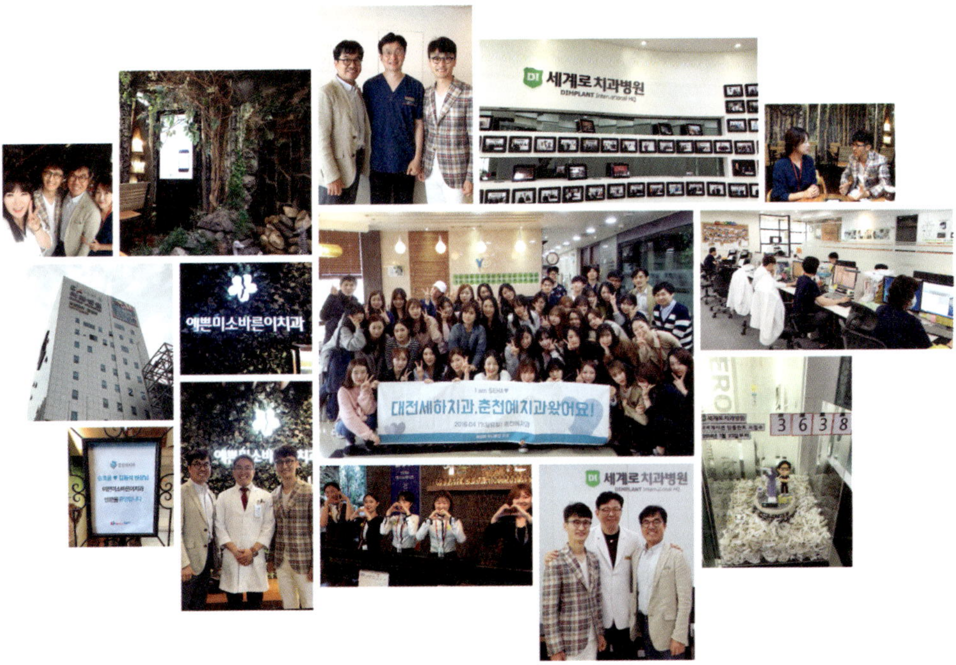

초창기에 우리는 벤치마킹을 위해 전국을 돌아다녔고, 이제는 역으로 전국에서 춘천예치과 벤치마킹을 위해 오고 있습니다.

것을 따라 하기보다는, 자신의 병원에 맞는 요소를 선택해 적용해 보는 것이 필요합니다. 그리고 그 과정에서 중간 점검과 피드백을 통해 어떤 것은 유지하고, 어떤 것은 변화시키고, 어떤 것은 중단할지를 빠르게 결정할 수 있어야 합니다.

지금은 다른 치과가 예치과를 벤치마킹하기 위해 찾아오지만 춘천예치과의 원장들은 병원 개원 후 5년간 전국의 치과를 정기적으로 방문하여 벤치마킹하려고 노력했습니다. 방문해서 배우려고 노력했던 치과가 10여 곳입니다. 초기의 노력으로 다른 치과의 좋은 점을 많이 배울 수 있었습니다.

예치과는 지금까지 이러한 과정을 반복하며 성장해 왔고, 앞으로도 '광고 없음'을 넘어 더 나은 방향으로 나아갈 것입니다. 이것이 예치과가 20년 동안 지켜온 원칙이며, '100년을 이어갈 치과'가 되기 위해 준비하는 방식입니다.

가격이 아닌 가치를 전하는 병원

춘천예치과는 지난 20년 동안 단 한 번도 외부 광고를 한 적이 없습니다. 그것이 경쟁이 치열한 의료 시장에서 위험한 선택일 수 있다는 것도 알고 있었습니다. 하지만 우리는 철저히 '진료의 힘'만으로 환자에게 다가가고자 했습니다. 병원이 환자에게 보여줄 수 있는 가장 진정성 있는 언어는 광고 문구가 아니라, 의료의 철학과 구성원의 태도, 진료실에서의 믿음이기 때문입니다.

우리는 한 번 방문한 환자가 가족을 데리고 다시 오고, 이웃과 지인을 소개해 주는 흐름 속에서 성장해 왔습니다. 가격이 아닌 진심으로, 눈에 띄는 문구보다 한 번의 정확한 설명으로, 병원 내부의 좋은 경험이 최고의 마케팅이 되어 주었습니다.

그러나 지금은 시대가 바뀌었습니다. 치과를 찾는 환자의 행동 방식이 달라졌고 진료를 선택하는 기준도 복잡해졌습니다. 이제는 단지 진료만 잘하는 것으로는 환자에게 다가갈 수 없습니다. 우리의 진심을 '전달'하는 방식 또한 새롭게 고민해야 할 때가 왔습니다.

플랫폼이 되는 병원

지금 우리가 모색하는 광고는 단지 '병원을 알리는 것'이 아닙니다. 우리가 가진 철학을 사회에 공유하고, 환자가 스스로 자신의 구강 건강을 이해하고 관리할 수 있도록 돕는 플랫폼의 일부로 기능하는 광고입니다. 예를 들어, 예약과 상담, 진료 후 리콜과 관리, 개인 구강 정보 확인 등 모든 과정을 스마트폰 안에서 해결할 수 있는 시스템을 준비 중입니다. 환자는 자신이 어떤 치료를 받고 어떤 상태에 있는지를 스스로 확인할 수 있고, 병원은 그에 맞춰 적절한 타이밍에 진료 안내를 보내줄 수 있는 유기적 관계가 만들어질 것입니다.

또한 병원은 단지 치료만 하는 공간이 아니라, 올바른 정보가 오가는 건강 콘텐츠 허브로서도 기능할 수 있어야 합니다. 우리가 직접 만든 구강 건강 콘텐츠, 관리 팁, 생활 속 예방 지식 등을 공유하고, 궁극적으로는 병원이 지역의 구강 건강을 책임지는 '지식의 플랫폼'이 되는 것. 이것이 우리가 꿈꾸는 광고의 방향입니다.

치과를 고르는 기준이 달라져야 한다

지금도 많은 병원에서 광고를 합니다. 하지만 그중 상당수는 '최저가'와 '파격 할인'을 내세웁니다. 이러한 마케팅은 소비자의 클릭을 유도할 수는 있어도, 결국 의료의 신뢰를 갉아먹습니다. 특히 저수가 경쟁은 진료의 질을 희생하게 만들고, 환자의 장기적인 구강 건강을 고려하지 못하게 합니다.

춘천예치과는 그 흐름에 편승하지 않을 것입니다. 우리는 의료의 본질이 흔들려서는 안 된다고 믿습니다. 따라서 우리가 말하는 '광고'는 단지 알려지는 것이 아니라, 우리의 진료 철학과 문화를 세상에 이야기하는 또 하나의 방식이 되어야 합니다. 우리는 치과라는 공간을 통해, 환자에게 단지 '치료'를 제공하는 것이 아니라 평생 구강 건강을 관리할 수 있는 신뢰와 구조를 제안하려 합니다.

가격이 아닌, 가치를 선택하게 만드는 것.

이것이 춘천예치과가 앞으로 펼쳐나갈 새로운 광고입니다. 경쟁보다는 방향을,

유혹보다는 신뢰를 말하는 진정성 있는 병원의 길을, 우리는 조용하지만 흔들림 없이 걸어가려 합니다.

진짜가 되어 가는 중입니다

치과위생사 8년 차 **김현영**

안녕하세요, 저는 치과위생사로 일하고 있는 김현영입니다. 대학을 졸업하고 치과에서 일한 지 어느덧 8년이 되었습니다. 이 글을 통해 제 또래 치과위생사에게 조금이나마 힘이 되기를 바랍니다. 특히 치과가 힘들어 그만두고 싶은 분 혹은 싫어도 오래 일하고 싶은 분에게 작은 용기를 드리고 싶습니다.

좌절의 늪

저는 1년 차 때부터 빠릿빠릿하거나 눈치가 빠른 위생사는 아니었습니다. 그래서 혼나는 일이 많았고, '나는 못하는 사람인가 봐. 치위생과를 졸업했지만 다른 길을 찾아야 하나?'라는 생각을 자주 하게 되었습니다. 자기효능감은 점점 떨어지고, 치과에서의 제 위치도 작아지는 것만 같았습니다. 그렇게 몇 개월 동안 직장을 가기 싫어하며 마치 지옥 같은 출근길을 걸어야 했습니다. 직장에서는 잡일만 맡겨졌고, 본래 맡아야 할 업무를 제대로 처리하지 못하다 보니 성과도 좋지 않았습니다. 그 결과 제 평판과 업무 수행 능력은 더욱 떨어져 갔습니다.

이 시기에 저는 '더닝-크루거 효과'에서 말하는 '절망의 계곡'에 빠져 있었습니다. 더닝-크루거 효과는 초심자가 자신의 능력을 과대평가하는 단계에서 시작해, 시간이 지나고 경험이 쌓이면서 오히려 자신이 부족하다고 느끼게 되는 현상을 말합니다. 저는 처음에는 이 일을 잘할 수 있을 것으로 생각했지만, 곧 부족함을 느끼고 좌절하게 되었던 것입니다. 하지만 다행히도 저는 이 늪에서 벗어나 성장할 수 있었습니다.

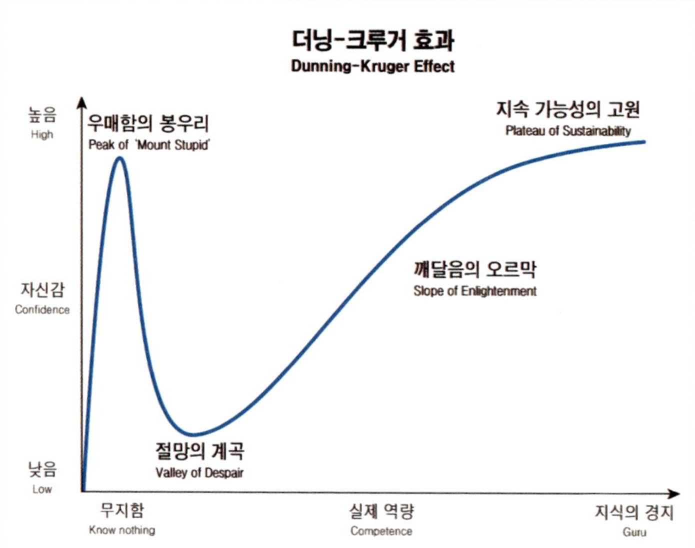

깨달음과 일어남

그렇다면 어떻게 좌절을 극복하고 자신감을 되찾았을까요? 바로 선배님의 발자취를 보았기 때문입니다. 선배님 또한 같은 길을 겪었고, 저를 따뜻하게 격려해 주셨습니다. 그분들의 '라테는 말이야'라는 이야기는 단순한 훈계가 아니라 저에게 큰 용기가 되었습니다. 그 덕분에 저는 진흙을 털고 다시 일어설 수 있었습니다.

또한 저는 배움을 선택하기로 했습니다. '나는 새로운 것을 배우는 것을 주저하고, 주도적으로 일하는 것을 두려워하는 사람이구나'라는 깨달음을 얻고, 이 직업을 즐기기 위해 부딪쳐 보기로 결심했습니다. 동시에 고용주의 입장에서 생각해 보기도 했습니다. '내가 과연 원장님께 가치 있는 인재일까? 내가 당당히 이만큼의 월급을 받을 자격이 있다고 말할 수 있을 만큼 전문적이고 실력 있는가?'라는 질문을 스스로에게 던졌습니다.

다행히도 저는 배움에 거리낌이 없고 항상 새로운 것을 기분 좋게 받아들이시는 원장님을 만났습니다. 원장님의 이러한 태도는 팀 전체에 긍정적인 영향을 주었고,

저 역시 그 분위기 속에서 성장할 수 있었습니다.

이제야 조금 안정의 길로

아직 안정적인 상태에 도달했다고 말하기는 어렵지만, 저는 분명히 성장하고 있습니다. 다른 치과에서는 8년 차가 고참일 수 있지만, 춘천예치과에서는 아직 저년 차에 속합니다. 장기 근속자가 많다 보니 저는 고년 차가 되기 전의 '낀 세대'에 속해 있습니다. 낀 세대는 위로는 선배님께 혼나고, 아래로는 MZ세대의 눈치를 보며 어려운 위치에 놓입니다. 그러나 배움의 기회가 많이 남아 있고 앞으로 더 많이 성장할 수 있다는 기대감도 있습니다.

저는 매니저님을 보며 큰 동기부여를 얻습니다. 50이 넘은 나이에도 항상 배우려는 자세를 잃지 않는 선배님을 보며 저 역시 본받아 열심히 배우고자 하는 의지가 생깁니다. 매니저님께서는 이렇게 말씀하셨습니다.

"내가 배워야 너희들에게 알려줄 수 있지. 내가 가지고 있는 걸 다 알려주면 너희에게 더 이상 줄 게 없으니, 나도 하나라도 더 배워야 해."

이 말씀은 제 인생의 모토가 되었습니다. 다른 직종에 있는 분들도 이런 마음가짐으로 후배를 대한다면, 그곳은 전문성과 멋을 겸비한 최고의 직장이 될 것이라고 생각합니다.

다시 좌절할지라도, 금방 일어나는 법을 배우다

저는 8년 차에 이 글을 작성하고 있습니다. 8을 옆으로 눕히면 무한대의 기호가 되듯이, 우리의 인생도 무한히 반복됩니다. 기분 좋은 날이 있으면 나쁜 날도 있습니다. 날씨처럼 맑은 날도 흐린 날도 있는 법이지요. 중요한 것은 좌절의 늪에 오래 머물지 않는 방법을 찾는 것입니다.

의료직종에서 실수를 피할 수는 없습니다. 항상 긴장의 끈을 놓지 말아야 하는 이유도 여기에 있습니다. 방심한 순간 실수는 발생하고 다시 좌절의 늪에 빠지게 될 수 있습니다. 그 늪에 들어갔을 때 빠르게 빠져나오는 것이 중요합니다. 우리는 환자의 구강 건강을 책임지는 사람입니다. 이 책임을 잊어서는 안 됩니다.

환자와 다툼이 있었나요? 동료와 갈등이 생겼나요? 선배에게 혼이 났나요? 그런 걱정 때문에 출근이 두려운 분들께는 일단 출근하라고 말씀드리고 싶습니다. 출근하면 환자와도, 동료와도, 선배님과도 자연스럽게 풀리게 마련입니다. 뫼비우스의 띠처럼 좋은 날과 나쁜 날은 계속해서 이어질 것입니다. 환자에게 좋지 않은 말을 들어 속상한 날이 있으면, 반대로 환자에게 좋은 피드백을 받아 기쁜 날도 올 것입니다. 어떤 경험을 더 많이 쌓고 어떻게 성장할지는 여러분의 선택에 달려 있습니다.

내 치과위생사 인생은 'Becoming'

저는 이제 8년째 치과에서 일하고 있습니다. 1년 차 때는 내리막길을 걷고 있었지만, 그 이후로는 조금씩 성장의 그래프를 그리기 시작했습니다. 배우려는 자세를 잃지 않고, 후배에게 알려주기 위해 노력하는 선배로서 그리고 팀장으로서, 저는 앞으로도 더욱 발전해 나갈 것입니다. 좌절할 때도 분명히 있겠지만, 괜찮습니다. 저는 다시 일어서는 법을 배웠으니까요. 앞으로도 치과위생사로서 멋지게 살아가고자 합니다. 제 미래가 기대됩니다.

이 글을 읽고 있는 모든 치과위생사 분들께 힘과 용기를 전하고 싶습니다. 여러분도 충분히 잘 해낼 수 있습니다.

병원도 추억의 장소가 될 수 있다

- 김 대리는 ○○산부인과에서 첫아이를 만났습니다.
- 아이의 첫 예방주사는 ○○내과에서 맞으며 따끔한 기억을 남겼습니다.
- 난청 환자 처음으로 세상의 소리를 듣게 되었습니다.
- 걷는 것이 소원이었던 소녀가 재활을 통해 친구들과 놀이터에서 뛰어놉니다.
- 유치원생 찬우는 ○○치과에서 처음 이를 뽑았습니다. 눈물을 글썽이며 치아를 담은 주머니를 들고 치과를 떠났습니다.

모두 병원이 만들어 낸 아름다운 추억의 순간들입니다.

병원은 신체적, 정신적 문제를 해결하는 장소일 뿐만 아니라, 환자가 건강을 회복해 가정과 사회로 돌아갈 수 있도록 돕는 중요한 공간입니다. 의사 역시 처음 집도한 날을 기념하며, 그 순간을 잊지 않기 위해 '집도식'을 갖습니다.

춘천예치과에도 첫 시작이 있었습니다. 2005년 10월, 대표원장 2명, 봉직의 2명 그리고 직원 9명이 진료를 시작했습니다. 당시 병원을 알리기 위해 직원들이 자발적으로 자전거를 타고 전단지를 돌렸던 일화가 있습니다. 현수막과 전단지에는 현란한 의료광고가 아닌 '치과도 추억의 장소가 될 수 있습니다'라는 문구를 써 놓았습니다. 치과를 찾아오는 환자에게 좋은 추억을 남겨 주고 싶은 우리 모두의 의지를 담았습니다. 초기 보험청구 공부를 하던 직원이 늦은 시간까지 병원에 남아 있었는데, 지나가던 원장님이 병원에 불이 켜진 것을 보고 이상하게 여겨 올라왔다가 저녁을 사주었다는 이야기도 전해집니다. 열심히 하는 직원에게 본보기가 되기 위해 원장님도 자신만의 모습을 보여주어야 했겠지요.

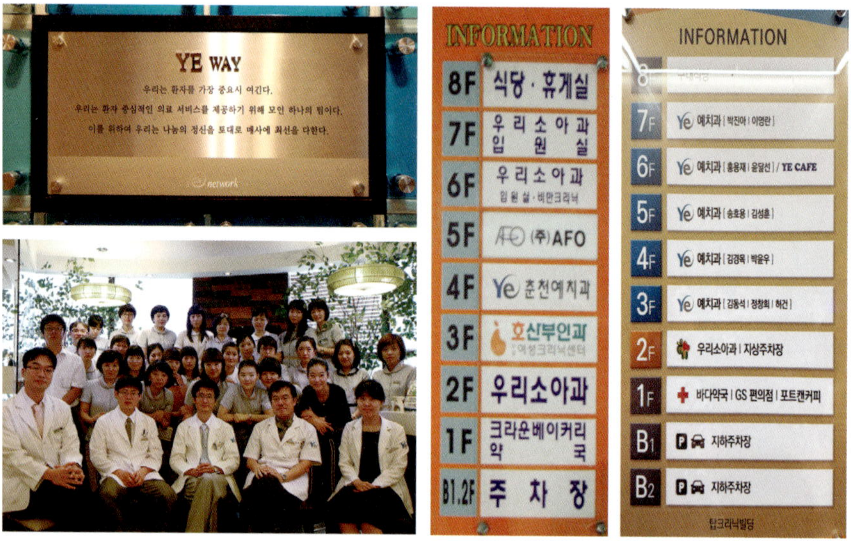

YE WAY
우리는 환자를 가장 중요시 여긴다.
우리는 환자 중심적인 의료 서비스를 제공하기 위해 모인 하나의 팀이다.
이를 위하여 우리는 나눔의 정신을 토대로 매사에 최선을 다한다.
network
INFORMATION
8F 식당 · 휴게실
7F 우리소아과 입원실
6F 우리소아과 입원실 · 비만크리닉
5F (주)AFO
4F Ye 춘천예치과
3F 호산부인과
2F 우리소아과
1F 크라운베이커리 약국
B1.2F 주차장
INFORMATION
7F Ye 예치과 [박진아 | 이영란]
6F Ye 예치과 [홍용재 | 윤달선] / YE CAFE
5F Ye 예치과 [송호용 | 김성훈]
4F Ye 예치과 [김경목 | 박윤우]
3F Ye 예치과 [김동석 | 정창희 | 허건]
2F 우리소아과 | 지상주차장
1F 바다약국 | GS 편의점 | 포트캔커피
B1 지하주차장
B2 지하주차장
탑크리닉빌딩

2005년 환자 중심 철학을 강조하는 예치과 네트워크로 출발했습니다. 강원도 유일의 네트워크로 당시 4층에서 시작했습니다. 현재 동일 건물 3, 4, 5, 6, 7층으로 확장했습니다.

개원 이후, 병원은 같은 건물에서 한 층씩 확장하며 20년이 지난 현재는 원장 11명, 직원 130여 명, 연간 내원 환자 수 14만 명을 기록하는 규모로 성장했습니다. 이곳은 단순한 치과 진료의 공간을 넘어, 환자와 직원이 함께 건강과 행복을 되찾는 추억의 장소가 되었습니다. 환자가 늘면서 자연스럽게 진료 수입도 증가했고, 이를 바탕으로 병원은 지속적으로 확장되었으며, 새로운 기술을 도입하여 환자 경험을 향상시키는 다양한 시도도 가능해졌습니다.

또한 환자와 함께 내원하는 보호자나 대기 환자가 편히 쉴 수 있는 공간을 마련하기 위해 Ye카페를 열었습니다. 이제 병원은 단순한 치료의 목적을 넘어, 병원을 방문하는 사람들에게 커피 한잔의 여유를 즐기고 책을 읽으며 시간을 보낼 수 있는 공간을 제공합니다. 이 모든 사람을 포함하면 연간 20만 명 이상이 병원을 찾으며, 병원은 치료뿐 아니라 문화와 추억을 나누는 장소로 자리 잡고 있습니다.

춘천예치과는 직원의 가족 방문도 언제나 환영합니다. 종종 갑작스럽게 학교가 일찍 끝난 아이들이 부모님을 찾아와 그들의 일을 관찰하기도 합니다. 자연스럽게 소아치과에는 치과의사 직업체험 프로그램이 생겼고, 지역의 국공립 어린이집과 유치원 관계자들도 병원을 방문하며 아이들에게 특별한 경험을 선사하고 있습니다.

이처럼 병원도 사람에게 추억의 장소가 될 수 있음을 실감하며 춘천예치과는 계속해서 성장해 왔습니다.

함께한 13명, 함께할 130명

경영부장 **신기철**

춘천예치과의 20주년을 맞이하며, 지난 시간을 돌아보면 감회가 남다릅니다. 2005년 10월 4일, 공동 대표원장 2명과 11명의 직원, 총 13명이 함께 춘천예치과를 시작했던 그날이 아직도 생생합니다. 그 작은 출발점이 지금의 춘천예치과라는 커다란 나무로 자랄 줄 누가 알았을까요?

병원의 초창기에는 모든 것이 새롭고, 모든 것이 도전이었습니다. 늦은 시간까지 이어지던 회의와 끝없는 고민 속에서 우리가 꿈꾸던 병원의 모습이 조금씩 그려졌습니다. '어떻게 하면 더 좋은 진료를 할 수 있을까?', '어떻게 하면 환자가 더 편안하게 병원을 찾을 수 있을까?'라는 질문을 가슴에 품고 나아갔습니다.

2007년: 첫 번째 확장, 성장의 시작

개원 2년 만에 5층을 확장했습니다. 환자의 대기 시간을 줄이기 위해 그리고 더 나은 진료 환경을 제공하기 위해 내린 결정이었습니다. 이때부터 춘천예치과는 단순히 규모를 키우는 것만이 아니라, 환자와 직원을 위한 환경 개선에 진심을 다했습니다. CT 같은 디지털 의료 장비를 도입하고, 소독과 관리를 전담하는 인력을 추가 채용했습니다.

이 확장은 우리에게 '치과의 성장은 환자와 직원을 위한 세심한 배려에서 시작된다'는 중요한 교훈을 안겨주었습니다.

2008년: 지역사회를 위한 365일 진료

춘천에는 공휴일에 진료를 받을 수 있는 치과가 없었습니다. 긴급한 치과 치료가 필요한 환자가 갈 곳을 잃는 현실을 보며, 주 40시간제를 도입하는 동시에 365일 진료 체계를 마련했습니다. 이는 단순히 병원의 성장만을 위한 결정이 아니었습니다. 지역사회에 필요한 의료서비스를 제공하겠다는 우리의 사명감이 만든 변화였습니다.

이 시기에 직원 복지와 근무 환경에도 변화를 주어, 직원이 안심하고 장기 근속할 수 있는 기반을 마련했습니다.

2009년: 향기로운 문화의 시작, YE CAFE

춘천예치과는 진료 공간을 넘어 환자와 보호자가 함께 휴식을 취하고 문화를 나눌 수 있는 장소로 거듭나고자 6층에 YE CAFE를 열었습니다. 자동으로 나오는 커피가 아닌, 바리스타가 정성을 담아 내려주는 커피 한잔이 주는 따뜻함을 전하고 싶었습니다.

이 공간에서는 매달 지역 주민과 함께하는 '예어울림 마당'이라는 문화 공연도 열렸습니다. 작은 무대지만 그곳에서 울려 퍼진 음악과 환자들의 미소는 병원이 단순히 진료만 하는 곳이 아니라 지역사회와 함께하는 공간임을 보여주는 상징이었습니다.

2014년: 첫 만남의 중요성을 깨닫다

7층 확장과 함께 '고객만족실'을 신설했습니다. 병원의 첫인상은 전화벨 소리와 함께 시작됩니다. 응급 상황에서 도움을 요청하거나, 예약 변경을 문의하거나, 때로는 불만을 토로하는 환자들까지. 이 모든 소리를 담아내는 고객만족실은 병원의 얼굴이자 심장이었습니다.

또한 주차 문제를 해결하기 위해 대리주차 서비스를 도입했습니다. 주차장에서부터 환자를 배려하는 병원이 되고자 한 노력은 단순한 서비스 이상의 의미를 지닙니다.

2022년: 또 한 번의 도약

진료팀의 효율성과 환자의 편의를 위해 3층을 확장했습니다. 각 진료팀에 고정 진료실을 배치하며, 불필요한 이동과 혼란을 줄였습니다. 이를 통해 춘천예치과는 사람들에게 '멈추지 않고 발전하는 병원'이라는 신뢰를 다시 한번 심어 주었습니다.

20년의 성과와 앞으로의 길

춘천예치과의 20년은 단순히 규모의 성장이 아니었습니다. 환자를 배려하고, 직원의 복지를 고민하며, 지역사회를 위한 책임을 다하고자 한 노력의 결실이었습니다.

저는 이곳에서 경영부장으로 일하며 춘천예치과의 모든 변화와 성장을 가까이에서 지켜봤습니다. 확장 때마다 느꼈던 설렘과 걱정 그리고 그것을 뛰어넘어 더 나은 병원이 되어 가는 모습을 보며 큰 자부심을 느꼈습니다.

춘천예치과는 앞으로도 환자와 지역사회에 헌신하며 100년을 이어갈 병원이 될 것입니다. 함께한 13명의 열정과 지금의 130명의 헌신이 만든 이 병원은, 앞으로도 환자의 건강과 행복을 위한 든든한 동반자가 될 것입니다.

철학이 있는 슬로건, 자부심을 만드는 병원

병원이 커질수록 더 많은 구성원이 함께하게 됩니다. 단순히 인원만 많아지는 것이 아니라 서로 다른 배경과 생각을 가진 사람들이 모이기에, 이들을 하나로 연결할 수 있는 중심축이 필요합니다. 춘천예치과는 그 중심에 '철학'이 있었습니다. 함께 나아갈 방향을 제시해 주는 가치관 그리고 그 철학을 환자와 직원 모두가 공감할 수 있도록 풀어낸 언어, 그것이 바로 저희의 슬로건입니다.

병원의 슬로건은 단순한 문장이 아니라 당장의 마케팅 수단을 넘어 병원의 진료 철학과 환자에 대한 태도를 압축한 메시지입니다. 그리고 그 변화의 흐름은 예치과의 성장과 고민의 깊이를 고스란히 반영하고 있습니다.

처음 슬로건은 **'아프지 않게 치료하는 예치과'**였습니다. 치과 하면 떠오르는 가장 큰 두려움, 바로 통증을 줄이는 데 집중하고 있다는 신호였습니다. 무통 마취 기술, 통증을 최소화하는 시술법 그리고 무엇보다도 환자의 불안을 공감하며 대응하는 심리적 케어까지—우리는 통증조절을 단순한 기술이 아닌 진심 어린 배려로 확장하고자 했습니다. 여기에 프라이빗한 진료 공간, 즉 1인실 룸 진료를 도입함으로써 타인의 시선으로부터 자유롭고 내밀한 치료를 원하는 환자의 마음을 헤아렸습니다.

그다음 슬로건은 **'이를 살리는 예치과'**였습니다. 사회적으로 과잉진료, 특히 자연치아를 쉽게 뽑고 임플란트를 권하는 분위기가 문제로 떠오르던 시기였습니다. 저희는 이 흐름에 맞서 '자연치 살리기 운동'에 동참했습니다. 치아를 함부로 뽑지 않고 최대한 보존하려는 진료 방침을 명확히 하면서, 보존과 치주를 전문으로 하는 원장들의 진료 철학을 환자에게 전달했습니다. 이 슬로건은 단순한 포지셔닝을 넘어, 의료 윤리에 충실한 치과라는 인식을 확산시키는 계기가 되었습니다.

병원이 점점 확장되며 전문의 숫자도 늘어나자, **'전문적 진료의 규모 있는 예치**

과'라는 슬로건으로 변화했습니다. 진료의 깊이와 폭 모두를 갖춘 치과, 믿을 수 있는 다학제 협진이 가능한 곳이라는 이미지를 자연스럽게 알릴 수 있었습니다. 규모가 커졌지만 환자 중심의 맞춤 진료라는 원칙은 지켜졌고, 진료팀 간의 긴밀한 협업을 통해 그 가치가 실제 진료에서도 체감될 수 있도록 노력했습니다.

이후에는 **'365일 예치과'**라는 슬로건이 병원을 대표하게 되었습니다. 특히 주말이나 공휴일에는 치통과 같은 응급 상황이 자주 발생합니다. 저희는 '쉬는 날에도 문을 여는 병원'이라는 상징성을 통해 단순한 진료 시간이 아닌, 진료 철학을 말하고자 했습니다. 환자의 고통을 외면하지 않겠다는 약속, 그것이 '365일 예치과'에 담긴 핵심이었습니다.

이제 어느 정도 시스템이 자리 잡고 병원의 문화가 형성되자, 저희는 그 문화를 환자와도 공유하고 싶었습니다. 그래서 등장한 슬로건이 **'문화가 있는 예치과'**였습니다. 병원 내의 예카페, 예어울림 공연, 다양한 소통 프로그램 등은 병원이 단순한 치료의 공간을 넘어 사람과 사람이 만나는 문화 공간이 될 수 있음을 보여주었습니다.

그리고 지금, 저희는 **'100년을 이어갈 춘천예치과'**라는 슬로건을 선택했습니다. 이 문장은 병원의 이상을 가장 집약적으로 표현한 말입니다. 단순한 수명 연장의 의미가 아니라 지속 가능한 가치 실현의 선언입니다. 의료인으로서의 사명, 경영인으로서의 책임 그리고 지역사회 일원으로서의 헌신이 모두 포함된 말입니다. '100년'은 단순히 시간이 아니라 철학이자 약속입니다.

이처럼 병원의 슬로건 변화는 그 자체로 하나의 마케팅 전략이자 교육 도구입니다. 직원에게는 병원의 방향성과 정체성을 되새기게 하고, 환자에게는 병원을 신뢰하고 자부심을 갖게 만드는 메시지가 됩니다. 그리고 그 결과, 환자들은 단기 치료를 넘어 지속적인 관계 속에서 건강을 관리하고자 하는 의지를 갖게 됩니다. 바로 이 지점에서 유지관리 치료의 진정한 효과가 나타납니다.

병원의 가치는 진료실 안에서만 실현되지 않습니다. 그 가치를 어떻게 설명하고 전달하는지에 따라 환자의 이해도와 행동이 달라집니다. 춘천예치과가 걸어온 슬로건의 변화는 단순한 문장의 변천사가 아니라, 철학과 진심을 언어로 번역해낸 기록이자, 그것을 꾸준히 실천해 온 병원의 신뢰에 대한 증명입니다.

앞으로 어떤 슬로건이 새롭게 등장할지는 아직 정해지지 않았지만, 한 가지는 분명합니다. 그것은 또 한 번 예치과의 철학과 방향을 정리하고, 환자와 함께하는 약속이 될 것이라는 사실입니다. 그리고 그 철학은 또 다른 20년, 아니 100년의 신뢰로 이어질 것입니다.

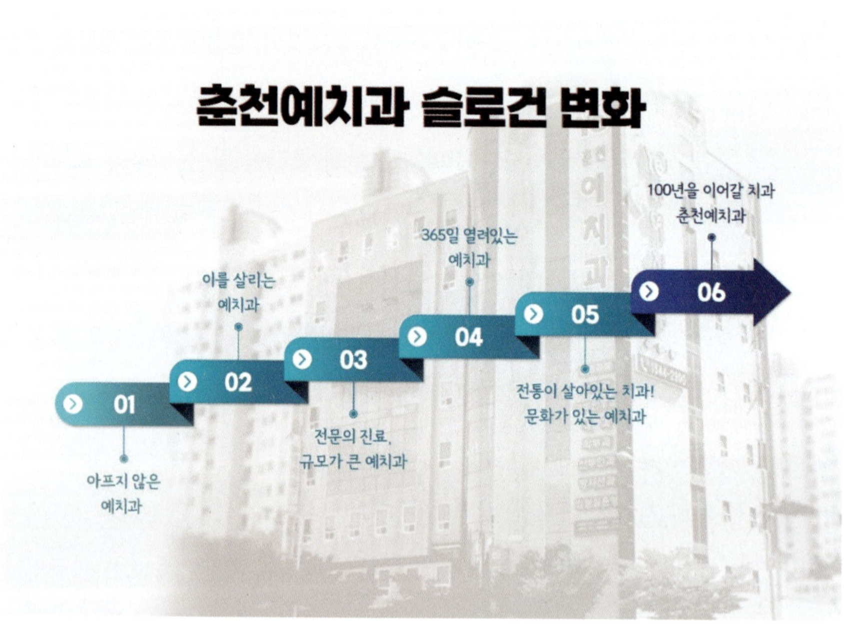

병원의 슬로건은 단순한 문장 혹은 당장의 마케팅 수단이 아니라, 병원의 진료 철학과 환자에 대한 태도를 압축한 메시지입니다. 그리고 그 변화의 흐름은 예치과의 성장과 고민의 깊이를 고스란히 반영하고 있습니다.

100년을 이어갈 춘천예치과

보철2과 **송호용** 원장

'100년을 이어갈 춘천예치과'라는 비전은 단순한 수사적 구호가 아닙니다. 그것은 이 병원이 실제로 그만큼 오래도록 지속되기를 바라는 진정성과 그 바람을 현실로 만들기 위한 치열한 고민과 선택을 바탕으로 만들어진 철학적 결실입니다. 이 슬로건은 환자에게는 신뢰를, 구성원에게는 책임감을, 병원 조직에는 지속 가능성에 대한 명확한 방향을 제시합니다.

병원은 일반적으로 한 사람의 생애를 중심으로 운영되는 경우가 많습니다. 개인이 개원한 병원이 대표원장의 은퇴나 퇴직과 함께 문을 닫거나 매각되는 일은 흔합니다. 이름은 같을지언정, 그 병원이 이어온 진료의 연속성과 철학은 대개 단절됩니다. 새로운 주인이 병원을 인수해도 결국은 새로 시작하는 것과 다르지 않지요.

이러한 현실 속에서 춘천예치과는 '영속병원'이 되기 위한 체계적인 시스템을 일찍부터 고민해 왔습니다. 초기에는 공동 원장 간의 신뢰를 바탕으로 공동 개원을 시작했지만, 시간이 흐르며 단순한 신뢰만으로는 조직을 지속시키기 어렵다는 것을 깨달았습니다. 특히 공동 원장 중 한 명이 병원을 그만둘 때 과도한 지분을 요구하면서 조직 전체가 흔들릴 뻔했던 경험은 '지속 가능한 병원 시스템'의 필요성을 절감하게 만든 계기가 되었습니다.

이에 따라 춘천예치과는 전례 없는 방식으로 제도적 기반을 다졌습니다. 은퇴 시에는 자신의 지분을 회수하지 않고, 대신 일정한 퇴직금만을 받는다는 계약을 체결한 것입니다. 이는 공동 개원 병원으로서 쉽지 않은 결정이었지만, 병원의 지속성과 후임자의 부담을 고려한 깊은 고민의 결과였습니다. 병원은 새로운 원장을 점진적으로 선발하여 지분을 넘기며 물 흐르듯 자연스러운 세대교체를 준비하고 있습니다.

이러한 제도는 병원의 경제적 안정성을 확보하고, 갑작스러운 퇴사나 지분 매각으로 인한 구조적 붕괴를 방지하는 데 큰 역할을 합니다. 춘천예치과의 시스템은 병원이 한 명의 의사 개인의 경력과 생애에 종속되지 않고, 조직으로서의 생명력을 갖추도록 설계된 영속적 시스템의 일환입니다.

병원의 유형에 대한 정의는 다양한 이론으로 설명될 수 있습니다. 의료경영 분야에서는 병원을 수익 중심의 '영업병원', 고객 관계를 중시하는 'CRM병원', 기획 중심의 '전략병원', 인재 중심의 '리더십병원', 비전 중심의 '비전병원', 사명 중심의 '미션병원' 등으로 구분하기도 합니다. 이 중 '영속병원'은 가장 이상적인 모델로 여겨지며, 단순한 생존을 넘어서 세대를 이어가는 진료 철학과 시스템을 갖춘 병원을 뜻합니다. 춘천예치과는 그 이상을 현실로 만들고자 합니다.

개인 병원이 영속성을 담보하기란 결코 쉽지 않습니다. 대형 법인 병원처럼 자본에 기반한 구조가 아니라면 경영 철학과 계약 시스템, 인사 정책 등에서 아주 섬세하고도 선제적인 준비가 필요합니다. 춘천예치과의 시스템은 그런 현실적인 고민 끝에 마련된 것입니다. 조직에 해가 되지 않도록 공동 원장이 스스로 권리를 내려놓는 결단은 쉽지 않은 일이지만, 바로 그런 선택이 이 병원의 미래를 단단하게 다졌습니다.

결국 '100년을 이어갈 치과'는 막연한 꿈이 아니라 이미 실행되고 있는 구조와 문화의 또 다른 이름입니다. 이는 환자에게 '이 치과는 오래도록 내 건강을 함께 돌봐줄 곳'이라는 신뢰를 주고, 직원에게는 '안정적으로 함께 성장할 수 있는 조직'이라는 소속감을 줍니다. 그리고 병원 전체에는 세대가 지나도 진료 철학과 시스템이 지속될 수 있다는 자긍심을 심어 줍니다.

이런 구조 안에서 예치과는 단지 치료하는 곳을 넘어 함께 나이 들고, 경험을 나누며, 철학을 계승하는 공간이 되어 가고 있습니다. 그리고 그 철학의 중심에는 '사람'이 있습니다. 병원을 떠나도 병원을 응원하고, 병원을 지켜가겠다는 구성원의 마음이야말로 100년을 이어갈 수 있는 진짜 힘입니다.

병원, 문화로 숨 쉬다

춘천예치과는 오랜 시간 지역사회와 함께 호흡해 온 병원입니다. 치료를 위한 공간에서 한 걸음 더 나아가 사람과 사람이 마음을 나누고, 예술과 문화가 스며드는 공간이 되기를 바라는 마음이 있었습니다. 그 마음이 현실이 되어 2012년 연말, 병원의 6층 한편에서 작고 따뜻한 문화 활동이 시작되었습니다. 이름하여 '예어울림 마당'. 단순한 시도처럼 보일 수도 있었지만, 그 첫걸음은 지역사회와 병원이 만들어 내는 아주 특별한 여정의 시작이었습니다.

병원에서 공연한다는 건 당시로선 파격적이었습니다. 병원은 본디 조용해야 하고 치료에 집중해야 하는 공간이라는 통념이 강하게 작용하던 시기였기 때문입니다. 하지만 춘천예치과는 생각했습니다. 병원이라는 공간이 꼭 아픔과 침묵으로만 채워져야 하는가? 치유는 단지 치료로만 이루어지는가? 이 질문에 대한 대답이 바로 예어울림 마당이었습니다.

6층의 공간에 무대를 마련하고 춘천 지역의 공연 예술가들을 초청했습니다. 첫 공연은 가야금이었습니다. 단정한 한복 차림의 연주자가 병원 내 작은 무대 위에 올라 연주를 시작하자, 대기 중이던 환자와 보호자들이 조용히 귀를 기울였습니다. 병원의 소음 대신 가야금의 선율이 공간을 채웠고, 사람들의 표정이 달라졌습니다. 단지 통증을 참기 위해 혹은 치료를 기다리기 위해 있는 이들이 아닌, 누군가의 예술을 감상하고 공감하는 관객이 된 순간이었습니다. 이후 판소리, 마술쇼, 버블쇼, 밴드 공연, 우쿨렐레 연주, 아카펠라까지—공연의 종류는 점차 다양해졌고 참여하는 예술가도 점차 늘었습니다. 병원이라는 공간은 어느새 '문화가 숨 쉬는 무대'가 되었습니다.

하지만 이 모든 것이 쉬웠던 건 아닙니다. 병원이라는 특수한 장소, 완벽한 공연을 위한 음향과 조명도 갖추기 어려웠고, 감염 관리나 안전 문제도 고려해야 했습니다. 공연자의 동선, 환자의 흐름, 대기 시간 등 복잡한 요소를 하나하나 조율해야 했습니다. 그럼에도 불구하고 이 활동이 멈추지 않았던 이유는 그 공간에서 관객이 그리고 환자가 감동하고 미소 지었기 때문입니다. 병원이 단순히 치료를 넘어, 사람의 마음을 치유하는 장소가 될 수 있다는 사실을 매번 확인할 수 있었기 때문입니다.

코로나19로 공연이 잠시 중단되었을 때는 모두가 아쉬워했습니다. 마스크 너머로 전해지던 서로의 마음, 공연자의 예술혼 그리고 환자와 직원이 함께 호흡했던 무대의 온기. 그 모든 것이 사라진 듯했지만 병원은 다시 시작할 준비를 멈추지 않았습니다.

2023년 12월, 3년 만에 예어울림 마당이 다시 열렸을 때, 과거 무대에 섰던 공연자들이 흔쾌히 복귀를 약속해 주었고 병원의 직원과 환자들 역시 진심으로 반겨

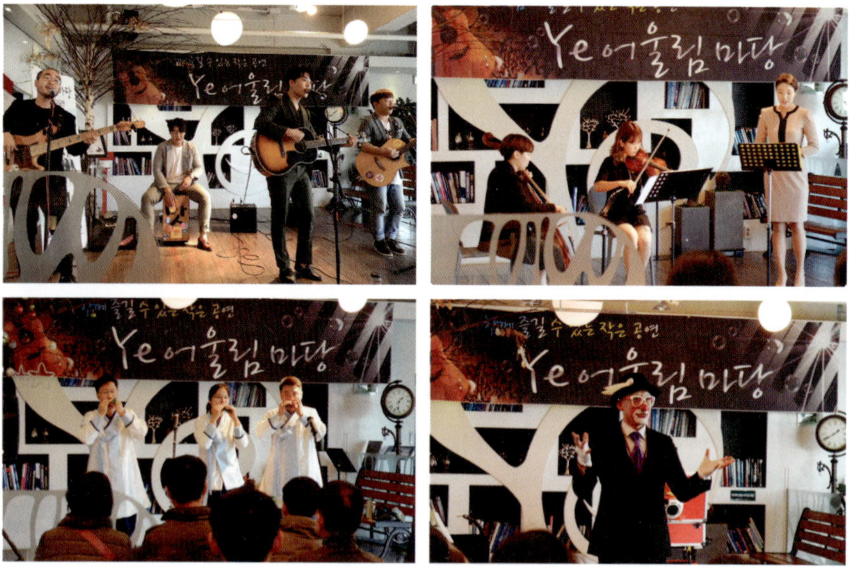

춘천예치과의 어울림 마당은 지역의 예술인이 자유롭게 공연하는 문화입니다. 병원이라는 공간을 문화가 숨 쉬는 무대로 만들어 환자의 전인적 치유를 돕는 역할을 합니다.

주었습니다. 공연자가 이 병원을 '무대'로 여긴다는 것, 병원 방문객이 병원을 '문화 공간'으로 기억한다는 것은 예어울림 마당이 단지 이벤트가 아니었음을 증명해 줍니다.

해외에서도 이러한 병원 속 문화 활동은 활발히 이뤄지고 있습니다. 미국 존스홉킨스병원은 정기적인 로비 음악회를 통해 환자와 보호자 그리고 의료진 모두에게 정서적 위안을 제공하며, 예술치료 프로그램을 병원 시스템에 통합하고 있습니다. 영국의 가이즈앤드세인트토머스병원(NHS 소속)은 병원 내 갤러리와 콘서트홀에서 문화예술 행사를 열고, 치료 외적으로 환자의 삶의 질을 높이기 위해 애쓰고 있습니다. 이런 활동은 단지 '치료의 보완'이 아니라 환자의 전인적 회복을 도모하는 중요한 요소로 여겨지고 있습니다.

춘천예치과의 예카페도 이 흐름의 일부입니다. 무료로 운영되는 이 공간은 환자뿐 아니라 보호자, 직원, 심지어 지역 주민까지 자유롭게 이용할 수 있는 휴식처이자 커뮤니티 공간입니다. 대기 공간의 불편을 해소하고, 커피 한잔의 여유로 병원에 대한 인식을 바꾸는 데 중요한 역할을 해 왔습니다. 공연도, 강연도, 회의도 이곳에서 이뤄지고 있습니다. 이 공간은 단순한 카페를 넘어 병원과 지역을 잇는 작은 플랫폼입니다.

이 모든 활동을 가능케 한 것은 원장의 의지뿐 아니라 직원들의 자발적인 참여였습니다. 진료가 끝난 뒤 피곤한 몸을 이끌고 공연 준비를 도맡아 하는 직원, 바리스타가 없는 시간에 직접 커피를 내려 나누는 직원, 워크숍 때 자발적으로 책상을 정리하고 모니터를 준비하는 모습 속에서 병원이 추구하는 문화는 내부적으로도 자연스럽게 확산되고 있음을 느낄 수 있었습니다. 이러한 자율성과 연대감이야말로 춘천예치과가 20년 넘는 시간 동안 흔들림 없이 문화의 가치를 이어올 수 있었던 가장 큰 동력입니다.

지금까지 예어울림 마당은 100회에 이르는 공연을 이어왔고, 약 400여 명의 예술가가 무대에 섰으며, 5,000명이 넘는 관객이 병원에서 문화를 경험했습니다. 단순히 숫자의 기록이 아니라, 이 숫자 하나하나가 마음을 열고 감동을 나눈 순간의 총합입니다.

앞으로 춘천예치과는 100회를 넘어, 더 많은 이들에게 문을 열고 다가설 것입니다. 병원이 단지 아파서 가는 곳이 아니라 삶의 기쁨과 회복을 함께 나누는 곳이 되기를 바랍니다. 웃으며 병원을 나서는 환자, 미소 짓는 공연자, 박수를 보내는 직원—그 장면 하나하나가 춘천예치과가 꿈꾸는 '문화가 살아 있는 병원'의 모습입니다. 그리고 그 여정은 지금도 계속되고 있습니다.

가장 잘한 선택

치주과 **정창희** 원장

치과대학을 졸업하고 자연스럽게 선배들의 병원에서 일할 줄 알았습니다. 그게 흔한 길이었고, 당연한 선택이라고 생각했습니다. 선배들이 이룬 터전에서 배우고, 후배들에게 이어 주는 것이 치과계의 문화이자 질서처럼 여겨졌습니다. 하지만 마음 한편에는 다른 방식의 의료, 다른 방식의 경영을 경험해 보고 싶다는 갈증이 있었습니다. 전통적인 틀 안에서만 머무르는 것이 아니라, 새로운 환경에서 스스로 성장할 기회를 찾고 싶었습니다.

춘천예치과를 처음 방문했을 때, 단순히 규모가 크다는 이유만으로 이곳에 관심을 가진 것은 아니었습니다. 병원의 운영 방식이 기존에 봐왔던 병원과 사뭇 달랐습니다. 원장들 간의 수직적인 위계질서가 느껴지지 않았고, 모든 결정이 한두 사람의 리더십에 의존하지 않는다는 점이 인상적이었습니다. 병원은 커졌지만, 조직은 경직되지 않았고, 변화를 두려워하지 않는 분위기가 있었습니다.

그렇다고 해서 주변의 시선이 긍정적이었던 것은 아니었습니다. '그곳은 같은 대학 출신들이 모여서 만든 병원인데, 다른 대학 출신인 네가 왜 가려고 하느냐'는 질문을 여러 번 받았습니다. 어떤 이들은 '네가 오래 버틸 수 있겠느냐'고 걱정하기도 했습니다. 그러나 선후배 관계에 얽매이는 문화보다, 더 나은 의료 환경을 만들기 위해 고민하는 원장들과 함께하는 것이 제게는 더 의미 있는 선택이었습니다. 그리고 지금 돌아보면, 이 선택은 제 인생에서 가장 잘한 결정 중 하나였습니다.

춘천예치과는 단순히 원장들이 함께 일하는 병원이 아니라, 각자가 자신이 가장 잘할 수 있는 역할을 찾아 기여하는 공간입니다. 전문 과목에 따라 맡는 역할이 다른 것은 당연하지만, 그 이상으로 각 원장이 관심 있고 강점이 있는 분야에서 자발적으로 움직입니다.

어떤 원장은 보험청구 시스템을 체계적으로 정비하는 데 열정을 가지고 있고, 어떤 원장은 강원도 오지에서 10년 넘게 의료봉사를 이어가고 있습니다. 또 어떤 원장은 디지털 덴티스트리에 관심을 가지며 병원의 기술적 도약을 주도하고, 어떤 원장은 일요일 진료를 자처하며 병원의 공백을 최소화합니다.

이런 역할은 누구도 강요하지 않습니다. 정해진 직책도, 특별한 보상도 없습니다. 하지만 자연스럽게 자신이 잘할 수 있는 일을 맡고, 스스로 병원에 기여하는 시스템이 정착되어 있습니다. 그 과정에서 후배 원장들은 선배들의 솔선수범을 보며 배웁니다. 선배들이 묵묵히 자신의 역할을 해 왔기에, 후배들도 어떻게든 병원에 도움이 되고 싶다는 마음이 듭니다. 이곳에서는 '내가 이걸 하면 나에게 어떤 이득이 있을까'라는 계산보다, '내가 할 수 있는 일이 무엇일까'라는 고민이 먼저입니다.

병원이 커지고, 환자 수가 늘어나다 보면 자연스럽게 위기가 찾아옵니다. 특히 저수가 치과와 대형 프랜차이즈 병원이 춘천에도 빠르게 자리 잡으며 치열한 경쟁이 벌어지고 있습니다. 그러나 춘천예치과는 흔들리지 않았습니다. 원장들과 직원들은 위기를 기회로 삼으며 다시 기본으로 돌아가는 노력을 해 왔습니다.

매출이 높은 진료팀의 노하우를 공유하고, 예약 시스템을 정비하며, 재진 환자 관리를 더욱 철저히 해 왔습니다. 한 번 방문한 환자가 다시 돌아오게 만드는 것이야말로 병원의 지속 가능성을 보장하는 길이라는 것을 모두가 알고 있었습니다. 단순히 더 많은 환자를 유치하려는 것이 아니라, 기존 환자가 믿고 다시 찾아오도록 만드는 것이 우리가 가야 할 방향이었습니다.

춘천예치과는 이제 개원 20년을 맞이했습니다. 지금까지 이곳에서 10년 넘게 함께해 오며, 병원의 성장을 직접 경험해 왔습니다. 초기 멤버였던 원장들이 이제는 어느덧 중견 원장이 되었고, 새로운 세대가 병원에 합류하고 있습니다.

이제 우리가 고민해야 할 것은 '이 가치를 어떻게 이어갈 것인가'입니다. 병원의 규모는 더 커질 수도 있고, 의료 환경은 또 변할 것입니다. 하지만 가장 중요한 것은 춘천예치과가 가지고 있는 철학과 문화를 지켜나가는 것입니다.

환자에 대한 책임을 이어받을 수 있는 후임 원장을 찾는 일은 이제 우리의 가장 큰 과제가 되었습니다. 단순히 실력이 뛰어난 사람이 아니라, 병원의 가치에 공감하고 같은 방향을 바라볼 수 있는 사람을 찾는 것이 중요합니다.

처음 이곳을 선택했을 때 저는 병원이 가진 문화와 가능성에 끌렸습니다. 그리고 이제, 저 역시 후배들에게 그 문화를 이어 주는 사람이 되어야 한다는 책임감을 느낍니다. 춘천예치과는 단순한 직장이 아니라, 한 명의 치과의사로서 무엇을 고민하고 어떤 의료를 실천할 것인지를 배울 수 있는 공간입니다.

이 선택이 제 인생에서 가장 잘한 선택이었다는 사실을, 앞으로도 계속 증명해 나가고 싶습니다.

2025년, 병원의 새로운 시작

2025년은 춘천예치과가 개원 20주년을 맞이하는 해입니다. 병원의 20주년과 함께 예어울림 마당 100회 공연을 기념하는 특별한 기획이 준비되고 있습니다. 그 과정에서 우리는 진료뿐만 아니라 더 넓은 문화적 경험을 함께 나눌 것입니다.

진료시간은 있어도 상담시간은 24시간

외래진료만 보는 병원에는 진료시간이 정해져 있지만, 상담시간은 24시간 운영될 수 있습니다. 병원의 도움이 필요한 사람들이 시간적, 공간적 제약 없이 상담을 받을 수 있도록 하는 것이 우리의 목표입니다. 여러 명의 의료진이 근무하는 병원이라면 진료시간을 다각화해 운영할 수 있으며, 디지털 기술과 플랫폼을 활용한 가상의 병원과 상담사를 통해 환자와 연결될 수 있습니다.

예를 들어, 환자 경험을 설계한 콜센터 시스템을 구축하거나 성실하게 운영되는 블로그와 유튜브가 환자에게 큰 도움이 될 수 있습니다. 병원을 플랫폼화하거나 디지털 세상에서 병원 브랜드를 확립해 '누구에게나, 언제든지, 어디서나' 만날 수 있는 경험을 제공하는 것이 중요합니다.

책 역시 진료시간 외에 사람과 만날 수 있는 좋은 매체 중 하나입니다. 환자뿐만 아니라 동료 의료진을 대상으로도 독자층을 설정하고, 그들과 대화하듯 책을 통해 소통할 수 있습니다. 그렇게 하면 병원과 독자의 거리는 더욱 가까워질 것입니다.

병원 이상의 가치, 자율적 동기부여

시간적, 공간적 경계를 넘어 병원이 하나의 고유한 브랜드로 자리 잡는 과정에서 직원은 자율적으로 동기부여를 받고 자기 주도적으로 행동하는 조직문화를 만들어갑니다. 이제부터 병원이 어떻게 그 가치를 실현하고 있는지 이야기해 보겠습니다.

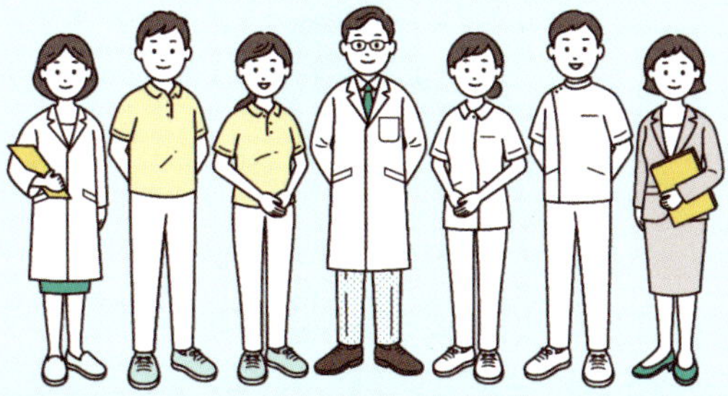

Part 2.

리더 없음

"리더가 없는 곳, 모두가 주인이 된다."

100년을 이어갈 치과

병원은 직원의 것: 자율성과 책임이 공존하는 조직

7시간 28분의 고객 서비스 정신

어느 회사에서 한 콜센터 직원이 고객과 7시간 28분간 통화했다고 한다면, 대부분은 놀라워하거나 그 직원이 곧 상사에게 불려가 질책을 받게 될 거라고 생각할 것입니다. 하지만 미국의 온라인 유통기업 재포스(Zappos)에서는 정반대의 일이 벌어졌습니다. 이 직원은 '고객에게 최선을 다한 우수 직원'으로 인정받았고, 그의 사진은 회사 복도에 자랑스럽게 걸렸습니다. 재포스의 CEO였던 토니 셰이(Tony Hsieh)는 '무엇 때문에 그렇게 오래 이야기했는지는 모르지만, 고객을 위해 최선을 다한 것이 중요하다'고 말했습니다. 이 한마디는 단순한 서비스 이상의 철학을 담고 있었습니다. 이 회사는 결국 강력한 고객 중심 문화와 조직문화를 인정받아 아마존에 12억 달러에 인수되며 세계적인 주목을 받았습니다.

리더가 없는 조직, 그래도 돌아간다?

재포스는 또 하나의 실험으로 주목받았습니다. 바로 '홀라크라시(Holacracy)'라는 독특한 조직 구조를 도입한 것입니다. 이 방식은 고정된 리더 없이 자율적인 팀 단위로 조직을 운영하며 권한과 책임을 특정인에게 집중시키지 않고 분산시킵니다. 각 팀은 '역할'을 중심으로 구성되어 있으며, 필요에 따라 이 역할은 유동적으로 변경될 수 있습니다.

재포스의 홀라크라시는 당시에는 파격적인 시도였고 실제로 혼란도 있었습니다. 하지만 시간이 지나면서 자율성과 주인의식이 커졌고, 직원 개개인이 리더십을 발휘하며 조직은 오히려 유연하고 탄탄해졌습니다. 물론, 이 구조는 완벽하지 않았고 이후 일부 조정이 필요했지만, 이 실험은 조직이 반드시 위계 구조 안에서만 굴러가는 것은 아니라는 사실을 보여주었습니다.

홀라크라시 기본 구조

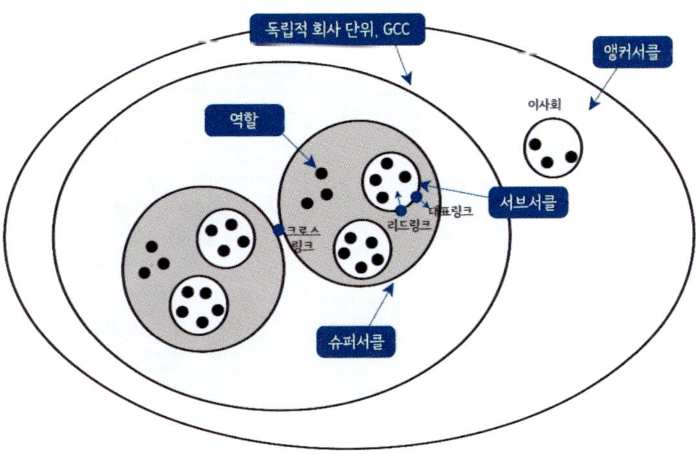

기존 위계와 자율성의 접점

그러나 모든 조직이 재포스처럼 리더 없는 구조를 그대로 도입할 수는 없습니다. 특히 병원처럼 고도의 전문성과 책임이 요구되는 분야에서는 더욱 그렇습니다.

위계는 반드시 필요합니다. 의료진 간의 명확한 책임 체계, 응급 상황에서의 빠른 판단과 지시는 무엇보다 중요합니다. 하지만 '수직적 구조만이 정답'이라는 인식에서 벗어나야 할 때입니다.

요즘 주목받는 개념 중 하나는 '애자일 조직(Agile Organization)'입니다. 소프트웨어 산업에서 출발한 이 개념은 유연하고 민첩하게 변화에 대응하는 것을 목표로 하며, 고정된 위계보다는 팀 간 협업과 자율성에 기반합니다. 특히 각 팀이 목표와 자원을 공유하면서 빠르게 피드백하고 스스로 의사결정을 내리는 방식은 병원 조직에서도 충분히 시도해 볼 수 있습니다. '빠르게 변하고, 소통하며, 개선한다'는 애자일 조직의 철학은 병원처럼 변화가 많은 환경에서도 큰 장점이 됩니다.

맥킨지 애자일 조직 프레임워크

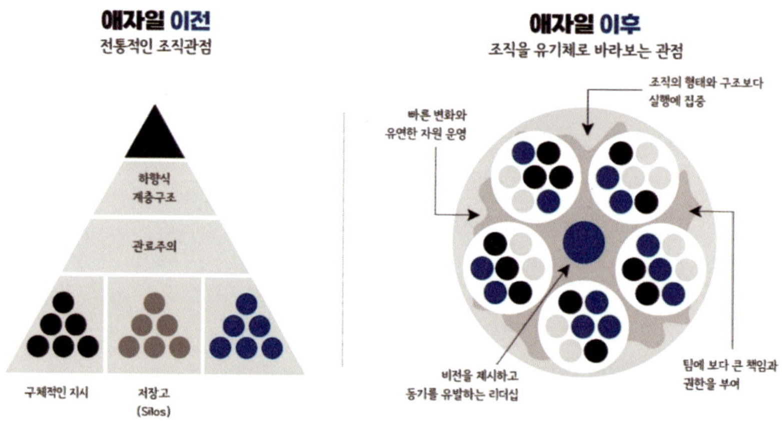

출처: 맥킨지앤드컴퍼니

또한 요즘 각광받는 '분산형 리더십(Distributed Leadership)' 개념도 병원에 적합합니다. 특정 리더에 의존하기보다는 각자의 자리에서 리더십을 발휘하도록 유도하는 방식입니다. 어떤 사람은 시스템 개선에서, 어떤 사람은 교육과 멘토링에서, 또 다른 사람은 감염 관리나 고객 응대에서 자연스럽게 중심 역할을 맡게 되는 구조입니다. 이러한 리더십 분산은 구성원의 자율성을 높이면서도, 병원의 안정성을 해치지 않습니다.

춘천예치과의 자율성과 권한 위임

춘천예치과 역시 리더십의 집중보다 자율성과 신뢰를 중심으로 운영되는 조직입니다. 고정된 상명하달 방식보다는 각 부서가 자율적으로 운영되고 협업하며 병원의 방향성과 목표를 함께 공유하는 구조입니다. 수평적 관계를 지향하지만 책임은 명확합니다. 진료는 의료진이 주도하고, 진료 외적인 지원은 각 부서가 분담하며 긴밀하게 연결됩니다.

재무, 고객 응대, 감염 관리, 교육, 리콜 시스템, 문화 활동 등 모든 영역에서 '누가 시켜서'가 아니라 '내가 할 수 있어서' 움직이는 모습이 일상적입니다. 특히 후배 위생사나 신규 직원을 교육하고 도와주는 분위기, 각 팀이 다른 팀의 사정을 배려하며 일정을 조율하는 모습은 전형적인 수직 위계의 조직에서는 볼 수 없는 장면들입니다.

자율성은 노력과 신뢰의 결과

물론 자율성이 저절로 생기는 것은 아닙니다. 신입 직원이 자율적으로 일하려면 먼저 '이 조직이 안전하다'는 신뢰를 느껴야 합니다. 실수했을 때 비난받지 않고, 자신의 의견이 무시되지 않으며, 잘못된 방향이라면 함께 고민해 주는 동료와 리더가 있다는 경험이 중요합니다. 그리고 그것을 꾸준히 지켜낸 문화가 병원의 자산이 됩니다.

춘천예치과가 자율적인 조직문화를 구축할 수 있었던 배경에는 무엇보다 '지속 가능한 병원'이라는 철학이 있었습니다. 특정 원장의 리더십에만 의존하지 않고, 구성원 개개인이 자율성을 발휘하고 그 안에서 리더가 되어야만 병원이 오랫동안 살아남을 수 있다는 생각이 병원의 모든 선택에 깔려 있습니다.

권한 위임은 병원의 미래다

병원은 점점 더 복잡해지고, 환자와 직원, 기술과 제도가 끊임없이 변화하는 상황 속에서 살아가야 합니다. 리더 한 명의 능력으로는 한계가 있습니다. 그래서 권한 위임은 병원의 미래를 위한 전략입니다. 위계를 부정하는 것이 아니라, 권한을 현장에 더 많이 내리고 각자가 자신의 책임과 권한을 인식하게 만드는 것입니다. 자율은 곧 책임이며, 병원의 성장을 위한 가장 현실적인 방식입니다.

병원은 환자만 치료하는 곳이 아닙니다. 직원이 성장하고, 환자가 병원에 자부심을 가지며, 리더가 홀로 짊어지지 않고 함께 나아가는 공간입니다. 춘천예치과가 보여주는 자율적 조직문화는 그 자체로 '100년을 이어갈 치과'라는 비전을 실현하는 구체적인 기반이 되고 있습니다. 그리고 우리는 이 흐름 속에서 새로운 의료 조직의 미래를 조금씩 써 내려가고 있습니다.

병원은 사람을 믿는다

병원의 지속 가능한 성장을 고민할 때 가장 먼저 떠오르는 것은 사람입니다. 병원은 시스템보다 먼저 사람이 움직이고, 진료보다 앞서 신뢰를 쌓아가는 공간입니다. 그리고 이 중심에 '직원'이 있습니다. 병원의 구성원이 병원에 애정을 가지고 자신의 일을 스스로 주도해 나갈 때 진정한 의미의 자율성과 지속 가능성이 시작됩니다.

미국 온라인 유통기업 재포스의 창립자 토니 셰이는 그의 책 "딜리버링 해피니스(Delivering Happiness)"에서 '고객과 직원 모두가 행복한 회사를 만드는 것이 기업의 궁극적인 목표'라고 말했습니다. 단순히 서비스를 잘하는 회사가 아닌 사람을 행복하게 하는 회사를 만들겠다는 철학은 많은 조직에 영감을 주었고, 병원 역시 이 가치를 실현하려는 고민을 시작했습니다. 춘천예치과도 예외는 아니었습니다. 전 직원 추천 도서로 "딜리버링 해피니스"를 선정해 함께 읽고 토론하면서 병원의 목표와 실행 계획을 소통했고, '직원은 내부 고객'이라는 원칙을 실천해 나갔습니다.

직원의 행복, 병원의 성장

병원의 운영진이 가장 먼저 실천한 일은 직원이 행복하게 일할 수 있는 환경을 만드는 일이었습니다. 공정한 보상 체계와 다양한 복지 프로그램, 신뢰할 수 있는 동료, 존중받는 문화는 물론이고, 무엇보다 업무에 대한 자기 결정권이 중요하게 여겨졌습니다. 병원은 '지시'보다는 '맡김'의 방식을 택했습니다. 운영진이 병원의 방향성을 제시하되, 세부적인 실행은 현장의 담당자가 결정하고 책임지는 구조입니다. 자율성을 기반으로 한 이 시스템은 직원의 역량을 성장시키는 동시에 조직의 유연성을 키워 주는 방식입니다.

다만, 자율성을 실현하기 위해 반드시 필요한 것은 '피드백'입니다. 피드백과 참견은 구분되어야 합니다. 피드백은 변화와 성장을 위한 것이고, 참견은 통제와 감정의 표현일 수 있습니다. 병원은 긍정적인 피드백 문화를 조성하여 직원 스스로 문제를 해결하고 개선할 수 있도록 돕고 있습니다. 이는 직원의 근로 의욕을 높이는 동시에, 병원이 단순한 지시체계가 아닌 '성장 공동체'로 작동하도록 만드는 중요한 장치입니다.

환자를 위한 자율과 협업

자율적 조직은 곧 환자 중심의 의료서비스로 연결됩니다. 춘천예치과는 구성원이 환자의 대기 시간을 줄이기 위한 다양한 제안을 운영진에게 직접 건의할 수 있는 구조를 갖추고 있습니다. 이런 제안은 단순한 개선 아이디어가 아니라, 병원의 철학을 실현하는 구체적인 실천이 됩니다.

이와 유사한 철학을 실천해 온 곳이 메이요 클리닉(Mayo Clinic)입니다. 이 병원은 '환자의 필요가 우선이다(The needs of the patient come first)'라는 철학 아래, 다학제적 진료와 팀 기반 케어를 실현해 왔습니다. 1864년 창립 이후 이어진 이 철학은 지금도 여전히 유효합니다. 메이요 클리닉은 일찍이 리더십이 특정 개인에게 집중되지 않도록 운영 구조를 설계했으며, 모든 진료 프로세스는 팀 중심으로 이루어집니다. 이런 점은 춘천예치과가 지향하는 리더 없는 자율 구조와 닮아 있습니다.

최신 흐름: '조직의 심리적 안전'이 성과를 만든다

최근 조직문화에서 특히 강조되는 개념 중 하나는 '심리적 안전(Psychological Safety)'입니다. 이는 구글이 '효과적인 팀의 조건'을 연구한 '프로젝트 아리스토텔레스(Project Aristotle)'에서 밝혀진 핵심 요인으로, 팀원이 자유롭게 자신의 의견을 표현하고 실수나 질문을 해도 비난받지 않는 환경을 말합니다. 이 개념은 단지 부드러운 문화를 말하는 것이 아니라, 성과와 직결되는 조직의 핵심 전략입니다.

춘천예치과는 바로 이 심리적 안전 기반 위에서 자율성과 책임을 함께 키워 가는 병원입니다. 직급에 관계없이 아이디어를 제안할 수 있고, 자기의 역할을 스스로 선택하거나 전환할 수 있으며, 실패에 대한 두려움 없이 시도할 수 있는 환경을 만들어 가고 있습니다. 이렇게 형성된 유연한 문화는 직원의 자기효능감을 높이고, 환자에게 전달되는 서비스 품질 또한 높입니다.

유연한 수직, 견고한 수평

물론 병원이 완전히 수평적인 구조만을 따를 수는 없습니다. 진료의 특성상 순간적인 판단과 결정이 필요하고, 전문가로서 책임 있는 리더십이 요구됩니다. 춘천예치과는 이런 특성을 인정하면서도, 구조적으로는 수평에 가까운 협업 문화를 지향합니다. 의사와 치과위생사, 코디네이터, 상담사, 행정직원 등 모든 구성원이 서로의 전문성을 존중하고, 실무적인 결정 권한은 담당자가 가지도록 배려합니다.

원장들은 말합니다. '병원은 결국 환자를 위한 조직입니다. 그런데 환자를 잘 돌보려면, 함께 일하는 사람을 먼저 신뢰하고 존중하는 것이 선행되어야 합니다.'

자율과 책임, 신뢰와 존중, 유연한 수직과 견고한 수평. 이것이 지금 춘천예치과가 꿈꾸는 조직의 방향입니다.

아픈 손가락

보철1과 상담실장 **전수연**

저는 한때 벙어리 치과위생사였습니다. 환자와 말 섞는 게 무서웠고, 손으로 석션만 할 뿐 아무 말도 하지 못했습니다.

"아~ 하세요. 물 나옵니다. 쓴맛 납니다~"

진료실에서 나직이 흘러나와야 할 이런 기본 멘트조차 입에서 나오지 않던 저. 지금 생각해 봐도 도무지 이해가 안 갑니다. 원장님과 팀원에겐 분명 골칫거리였을 제 모습이 저 자신도 하염없이 초라하게 느껴졌습니다.

'나는 치과위생사라는 직업에 맞지 않는 사람인가 보다. 그냥 말 안 해도 되는 사무직으로 갈까? 아니면 차라리 절에 들어가야 하나….'

하지만 원장님 앞에서 말은 잘 못 하는 대신 원장님 진료를 공부하고 최선을 다해 환자에게 설명했습니다. 어느덧 원장님께서는 진료실 어시스트를 제일로 잘한다며 실습생이 오면 제가 하는 어시스트를 꼭 보고 배우라고 말씀하셨습니다. 그런데 어느 날부터 손이 아프기 시작했습니다. 라텍스 장갑 알레르기 반응으로 밤잠을 설치기 시작했고, 손등이 붉게 부풀고 검게 변하면서 흉터가 생길 정도로 고통스러웠습니다. 이렇게 진료실 손발이 척척 맞는다며 원장님께 칭찬받기 시작하던 그 시점에, 제 손은 점점 일을 감당하지 못하게 되었습니다. 그때 저는 자괴감보다도 막막함을 더 느꼈습니다.

그러던 어느 날, 10년 차가 되어 가던 시점에 원장님께서 말씀하셨습니다.

"선생님 손등의 멍이, 내 가슴의 멍이다. 상담으로 가 보자. 진료실에서 노력한 만큼 다시 한번 노력해 보자."

파격적인 제안이었습니다. 병원에서 상담은 대부분 고년 차 실장님의 몫이었습니다. 경력과 지식 그리고 말솜씨까지 필요한 자리라고 생각해 왔기에, 말도 제대로 못 하던 제가 감히 상담을 맡는다는 건 상상조차 해 본 적 없는 일이었습니다.

'내가 감히? 내가 잘할 수 있을까? 아니, 해낼 수 있을까….'

두려움이 컸습니다. 그런데도 제게 기회를 주신 병원과 원장님의 열린 마인드가 저는 정말 고마웠습니다. 한 번도 그런 제안을 들어본 적이 없었거든요. 단지 능숙한 사람에게만 기회를 주는 것이 아니라, 가능성을 보는 곳이라는 생각이 들었습니다. 첫 풀케이스 상담을 맡았던 날, 복잡한 치료 계획을 어떻게 설명해야 할지 눈앞이 캄캄했지만 당일 진료 후 완납까지 이루어진 걸 보며 묘한 자신감이 생겼습니다.

'어? 나… 해냈다?'

하지만 상담이라는 건 늘 그런 성공만 있는 건 아니더군요. 홀딩이 안 된 날은 자책이 몰려옵니다.

'내 상담에 무슨 문제가 있었을까? 아직 나이가 어려서? 아니면 신뢰가 안 가는 말투였을까?'

병원이 저를 믿고 이 자리에 앉혀주었는데, 저는 스스로 밑 빠진 독 같다고 느꼈습니다. 그럴 때마다 다시 두려움이 몰려왔고 스스로 작아지곤 했습니다. 그런 저에게 당시 노민혜 상담실장님은 정말 큰 은인이자 멘토였습니다. 실장님은 큰 조직에서 산전수전 다 겪은 상담의 달인이셨고, 마치 기다렸다는 듯이 모든 노하우를 저에게 아낌없이 쏟아부어 주셨습니다.

"너는 잘할 수 있어. 걱정하지 마. 다 해 본 사람이 이기는 거야."

그렇게 말씀하시며 상담의 기술은 물론, 환자의 마음을 여는 방법까지 하나하나 세심히 알려주셨습니다. 때로는 대본처럼 외워야 할 문장도 알려주시고, 상담 후 제 이야기를 들으며 피드백도 정성껏 주셨습니다. 그분의 따뜻한 조언과 솔직한 피드백 덕분에 저는 상담에 대한 감을 잡을 수 있었고, 그 과정에서 자신감도 조금씩 쌓였습니다. 무엇보다 선배가 후배를 밀어주는 조직의 문화, 자리를 내어줄 줄 아는 유연한 시스템은 이 병원의 정말 큰 자산이라 생각합니다.

기억에 남는 환자도 많습니다. 한번은 위아래 모든 치아에 임플란트 치료를 해야 하는 환자였는데, 이곳저곳 견적을 비교하시며 치과 쇼핑을 하시던 분이었습니다. '여기 너무 비싸네요. 견적만 받고 갈게요.' 하시던 그분을 붙잡고 저는 설득이 아닌 '설명'을 했습니다. 그리고 3개월 뒤, 그분은 다시 병원을 찾아왔습니다. 춘천 시내 치과를 다 돌아다녔지만, 제 설명이 가장 진심으로 느껴졌다고 하시며 결국 우리 병원에서 치료를 받으셨습니다. 그 환자분은 '여기저기 다니며 상담받은 분들이 많았는데 선생님이 제일 어리시더군요.' 하셨지만, 제게는 그것이 무엇보다 기분 좋은 칭찬이었습니다.

상담은 단지 기술만이 전부는 아닙니다. 말을 많이 하는 게 중요한 게 아니라, 환자의 마음을 듣고 그에 맞춰 진심을 담아 설명해 주는 것. 뻔한 말도 진심으로 전하면 그게 '통하는' 순간이 있다는 걸 저는 배웠습니다.

상담실 문을 닫고 우는 날도 있습니다. 환자가 고함을 지르면 겁이 나고 흔들리죠. 하지만 육아휴직을 다녀와도 저를 기억하고 이름을 불러주시는 환자분들, 어려운 케이스를 맡아도 '언니 걱정 마요~'라며 척척 맡아주는 후배들, 홀딩하면 '잘했어!'라고 아낌없는 칭찬을 보내주는 실장님들이 제 옆에 있습니다. 그리고 누구보다 저를 믿고 가능성을 본 원장님이 계시기에, 저는 두렵지 않은 3년 차 상담실장입니다. 낯선 이와 대화하는 게 무서워 숨죽이던 제가 지금은 매일 아침 이렇게 생각하며 출근합니다.

'오늘은 어떤 환자와 어떤 이야기를 나누게 될까?'

예기치 않은 위기가 때로는 내 인생에 가장 멋진 기회가 됩니다. 그리고 그 기회를 발견하고, 꺼내주고, 믿어 주는 병원은 생각보다 많지 않습니다. 그런 병원에서 저는 지금 제 두 번째 인생을 살고 있습니다. 아픈 손가락이었던 저는, 이제 누군가의 손을 가장 먼저 잡는 사람이 되었습니다.

환자를 중심에 두는 연습, 매일매일

춘천예치과의 각 팀은 매일같이 '어떻게 하면 환자에게 더 나은 경험을 줄 수 있을까'를 고민합니다. 그 질문은 거창하지도, 어렵지도 않습니다. 아주 작고 사소한 것에서 출발합니다. 최근 진행된 팀 회의에서 직원들이 운영진과 원장에게 전한 제안도 그런 맥락에서 나왔습니다.

- 예약 환자가 기다리는 동안 비예약 환자가 먼저 진료받는 상황을 줄여 주세요.
- 실습생이나 아르바이트 직원과 단둘이 진료하지 말아 주세요.
- 원장님 혼자 환자를 진료실로 데려오지 말아 주세요.
- 진료 전, 차트를 예약 순서대로 정리해 주세요.
- 지인이 오셨더라도 예약 순서를 지켜 주세요.
- 진료실 밖에서 '다음, 자 빨리' 같은 말은 삼가 주세요.
- '이 환자는 빨리 모셔야'라는 말을 대기 환자 앞에서는 하지 말아 주세요.

이 항목들을 보면 알 수 있습니다. 직원이 원하는 것은 복잡한 제도가 아닙니다. 환자의 입장에서 불편할 수 있는 상황을 미리 인지하고, 그것을 사전에 줄이자는 작은 약속입니다. 이렇듯 실천 가능한 요청이 팀 내부에서 자연스럽게 제안되고, 빠르게 공유되는 문화는 춘천예치과가 가진 힘입니다. 병원은 시스템을 바꾸기보다 사람들의 '의식'이 바뀌는 것이 더 어렵다고들 합니다. 하지만 우리는 그 어려운 일을 직원들 스스로 해내고 있는 셈입니다.

문제 제기보다 실천으로 이어지는 문화

이 과정에서 운영진은 어떤 역할을 할까요? 조직이 성장할수록 '운영의 효율성'이라는 이름으로 진료 흐름의 최적화를 고민하게 되지만, 효율이라는 이름 아래 놓치기 쉬운 것이 '환자의 마음'입니다. 병원에서 가장 많이 발생하는 불만 중 하나인 '대기 시간'은 단지 시간의 문제라기보다 공정성과 배려의 문제이기도 합니다. 환자들은 '내가 뒤로 밀렸다는 느낌'에서 불편함을 느낍니다. 그러한 불편을 최소화하기 위해 춘천예치과는 예약 시스템, 대기 시간 안내, 진료 우선순위 관리 등에서 여러 가지 보완점을 지속적으로 찾아 가고 있습니다.

이와 같은 노력은 세계적인 병원 메이요 클리닉의 방식과도 닮아 있습니다. 메이요 클리닉은 단순히 '환자 중심'이라는 구호에 그치지 않고, 모든 조직 운영의 출발점을 환자에게 두었습니다. 특히, '환자가 누구를 만나든, 어느 진료실로 가든 동일한 가치를 경험해야 한다'는 일관성은 진료의 질을 뛰어넘어 시스템 전체의 정교함으로 완성됩니다. 다양한 전문 진료과가 협업하고, 환자의 대기 스트레스를 줄이기 위한 대체 진료, 유연한 팀 배치 등의 노력이 실제로 정착된 결과입니다.

춘천예치과도 점점 그러한 방향으로 나아가고 있습니다. 단순히 한 명의 탁월한 의사가 있는 병원이 아니라, 누구를 만나도 신뢰할 수 있는 경험을 제공하는 병원. 특정 팀에만 의존하지 않고 진료와 상담, 행정과 지원 인력이 유기적으로 움직이는 병원. 그리고 환자와 직원 모두에게 공정하고 편안한 공간이 되는 병원을 만들기 위해 일상의 작은 습관부터 다듬어 가고 있습니다.

자율적 제안과 실천이 만들어 가는 병원의 성장

직원이 자발적으로 만든 요청사항이 바로 시스템 개선의 출발점이 된다는 점은 조직문화의 성숙함을 보여줍니다. 위계적 지시보다 현장의 소리를 반영한 변화가 더 오래가고, 구성원도 그 변화를 자신의 것으로 받아들일 수 있기 때문입니다. 성장하는 조직은 실패에서 배우고, 문제를 공유하며, 해결책을 시스템화합니다. 춘천예치과는 바로 그런 문화를 기반으로 진료의 질을 높여 가고 있습니다.

또한 운영진은 직원에게 다음과 같은 질문을 자주 던집니다.

'당신은 이 병원에서 자부심을 느끼시나요?'

이 질문은 직원에게도, 조직에도 매우 본질적인 질문입니다. 자부심은 단지 외적인 보상으로 생기지 않습니다. 직원이 환자에게 집중할 수 있고, 그 과정에서 자신의 일에 가치를 느낄 수 있을 때 자부심은 차오릅니다. 그렇기에 운영진은 '직원을 내부 고객으로 대하라'는 말처럼, 직원이 일하기 좋은 환경을 만들기 위해 고민합니다.

춘천예치과는 작지만 의미 있는 이 변화를 하나씩 쌓아가며 '100년을 이어갈 병원'이라는 비전 아래 점점 더 단단해지고 있습니다. 병원이 커질수록 복잡함도 커지지만, 그 복잡함을 사람 중심의 시스템으로 풀어 가는 곳. 구성원의 자발적인 질문과 행동이 변화의 첫 단추가 되는 조직. 그게 우리가 만들어 가고 있는 병원의 모습입니다.

조화의 시간, 나눔의 의미

김은경 총괄실장

어느덧 예치과에서 열여덟 번째 가을을 맞이했습니다. 처음 출근했던 날의 긴장감이 아직도 생생한데, 벌써 19년이라는 세월이 흘렀습니다. 4층 희망방 창문 너머로 보이던 작은 단풍나무는 어느새 그늘을 만들어 주는 든든한 나무로 성장했습니다. 저 역시 예치과와 함께 성장해 왔음을 깨닫습니다.

둘째 아이가 아파 면접을 보지 못했던 그날, 아쉬운 마음으로 원장님께 메일을 보냈던 기억이 납니다. 이번에는 인연이 닿지 않았지만, 언젠가 다시 기회가 오길 바라는 마음이었습니다. 그리고 며칠 후, 예상치 못한 답장이 도착했습니다. '저도 두 아이의 아빠라 그 마음을 충분히 이해합니다.' 따뜻한 배려가 담긴 원장님의 답장이었습니다. 그리고 4개월 후 다시 기회가 찾아왔고, 저는 예치과에서 새로운 시작을 하게 되었습니다. 그때 그 따뜻한 답장을 보내주셨던 김동석 원장님과 저는 19년째 함께 일하고 있습니다.

처음 복직했을 때 세상은 너무도 빠르게 변해 있었습니다. 7년의 경력을 가지고 있었지만, 디지털화된 진료 환경 속에서 저는 초보자로 느껴졌습니다. 하지만 실망을 드리고 싶지 않았기에 배움을 멈추지 않았습니다. 동료와의 관계도 중요했고 업무 외에 병원에서 기획하는 일에도 적극적으로 참여하고 싶었습니다. 그중에서도 가장 보람을 느꼈던 것은 '의료봉사'였습니다.

병원 원장님들은 춘천 출신이 아닙니다. 그럼에도 불구하고 지역사회에 대한 책임을 깊이 고민하며, 개원 초기부터 꾸준히 다양한 봉사활동을 이어오고 계십니다. 사실 저는 성격상 시간을 내어 봉사활동을 스스로 찾아다니는 사람이 아니었습니다. 하지만 개원 초기부터 외딴 지역, 장애인 복지센터 그리고 최근에는 소년원까지 다니며 의료봉사에 참여하면서 제 안의 무언가가 변하기 시작했습니다.

우리 봉사팀의 이름은 '나비채'입니다. '나눔, 비움, 채움'이라는 뜻을 담아, 우리는 지역사회에 작은 날갯짓을 더하고 있습니다. 거동이 불편한 어르신께 틀니를 제작해 드리고, 장애로 인해 치과 진료가 어려운 환자에게 최선을 다해 치료를 제공합니다. 어린 시절 실수를 저질러 소년원에 머무는 청소년에게 치유의 기회를 주고, 나아가 다시 사회로 나아갈 용기를 북돋아 줍니다. 하지만 결국 가장 큰 채움을 받은 것은 오히려 저였습니다. 저의 기술과 경험이 누군가에게 실질적인 도움이 될 수 있다는 사실을 깨달으며, '나눔'의 가치를 배우게 되었습니다.

기업의 사회적 책임(CSR)이라는 개념이 있습니다. 단순히 이윤을 창출하는 것이 아니라, 사회와 함께 성장하는 것을 목표로 하는 것입니다. 이제는 '공유가치창출(CSV: Creating Shared Value)'이라는 개념이 등장해 기업이 사회문제를 해결하면서도 경제적 가치를 창출할 수 있도록 강조하고 있습니다. 병원의 역할도 마찬가지입니다. 단순히 환자를 치료하는 것을 넘어, 지역사회와 함께 성장하며 더 많은 사람에게 의료 혜택을 제공하는 것이 중요합니다. 춘천예치과는 이런 역할을 실천하고 있습니다. 단순한 의료봉사를 넘어, 지역사회에 기여하고 환자에게 더 나은 삶을 제공하기 위해 노력하는 것입니다.

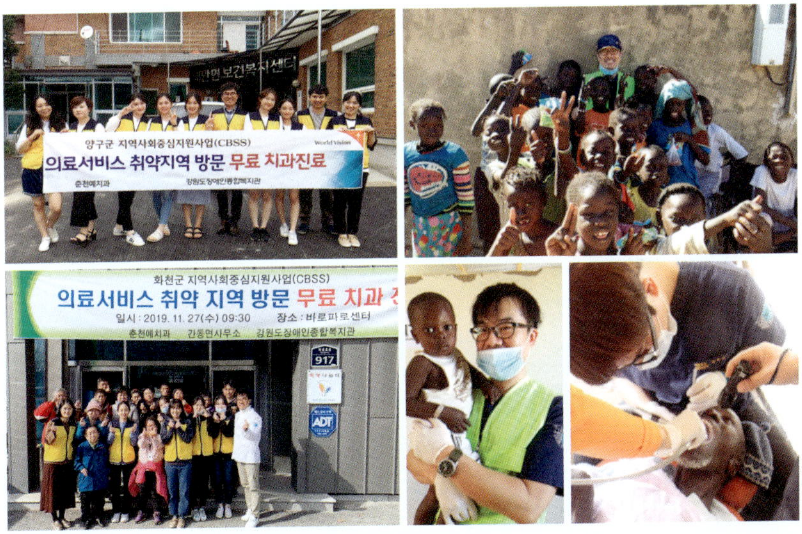
양구군 지역사회중심지원사업(CBSS)
의료서비스 취약지역 방문 무료 치과진료
춘천예치과
화천군 지역사회중심지원사업(CBSS)
의료서비스 취약 지역 방문 무료 치과
일시 : 2019. 11. 27(수) 09:30
춘천예치과 간동면사무소 강원도장애인종합복지관
917
ADT

춘천예치과 의료봉사팀 '나비채'. 지역사회 장애인을 위해 나눔, 비움, 채움을 실천하는 팀으로 시작해 지금은 필요한 모든 곳을 찾아가려 노력하고 있습니다.

오랜 시간 근무하며 가장 크게 배운 것은 '인내'와 '조화'입니다. 말이 잘 통하지 않는 분들과 소통하며 상대를 이해하는 법을 배웠고, 다양한 사람과 함께 어우러지는 법을 배웠습니다. 우리 치아가 서로 다른 모양과 역할을 가지고 있지만 하나로서 조화를 이루듯, 병원의 구성원도 각자의 자리에서 역할을 다하며 함께 성장하고 있습니다.

데스크, 상담, 진료팀이 따로 또 같이 서로 돕고 조화를 이루는 과정, 오래된 환자와의 신뢰 속에서 이어지는 조화, 이제는 내 자녀와 비슷한 또래가 된 젊은 동료와의 조화. 그리고 항상 진중한 원장님과 실없는 농담을 즐기는 총괄실장인 저와의 조화까지.

우리의 치아를 생각해 보면 각자 모양도 다르고 역할도 다르지만, 저마다의 자리에서 기능을 다하며 전체적으로 균형을 이룹니다. 치과에서도 각자의 역할은 다르지만, 모두가 함께 조화를 이루며 환자를 위한 최선의 진료를 만들어갑니다.

19년 전, 저는 이곳에서 새로운 도전을 시작했습니다. 그리고 지금, 여전히 이곳에서 배우며 성장하고 있습니다. 앞으로도 예치과에서의 시간이 저와 지역사회에 의미 있는 변화를 가져오기를 바라며, 조화를 이루며 유연한 책임자가 되기 위해 노력하겠습니다.

가족에게 소개할 수 있는 병원: 직원 만족과 자부심의 조건

직원의 충성심과 자부심

'가족 할인이 없어도 가족을 우리 병원에 소개하겠습니까?' 이 질문에 자신 있게 '네'라고 답할 수 있는 직원이 많은 병원은 직원의 충성심과 자부심이 높은 곳입니다. 직원이 병원에 충성심을 가지는 이유는 단순한 구호나 외부 상의로는 만들어지지 않습니다. 상사와 병원이 진정으로 전문성을 갖추고, 환자와 직원을 존중하고 배려하는 태도를 지속적으로 보여줄 때, 그들은 병원에 대한 자부심을 느끼게 됩니다.

진정한 주인의식이란 무엇인가

직원에게 주인의식을 기대하지만, 실제 주인의식은 직원의 직장 만족도와 행복에서 비롯됩니다. 직원의 행복을 높이기 위해 병원은 그들의 불만을 경청하고, 필요하면 행복도를 역추적하며 문제를 해결하려는 노력이 필요합니다. 춘천예치과에서는 직원이 병원에 만족하고 자부심을 갖는지 다음의 질문을 통해 가늠하고 있습니다.

- 직원이 가족이나 지인을 병원에 소개하는가?
- 환자에게 애착을 가지고 있는가?

• 불만을 자유롭게 이야기하는가?
• 장기적인 계획을 가지고 있는가?
• 원장에 대한 신뢰가 있는가?
• 작은 일에도 병원 환경을 개선하려 노력하는가? (예: 떨어진 휴지를 줍는 행동)

심리적 주인의식과 자발적 행동의 중요성

병원의 물리적 주인은 원장이지만, 심리적 주인의식은 직원이 느낄 수 있도록 지원해야 합니다. 직원이 심리적 주인의식을 느끼고 자발적으로 행동하게 하려면, 병원 내 작은 행동 하나까지 자부심으로 이어질 수 있는 환경이 필요합니다. 예를 들어, 많은 병원은 환자와 의료진이 같은 화장실을 이용합니다. 직원이 화장실에 떨어진 휴지를 주워 담거나 얼룩진 거울을 닦는 행동을 자발적으로 하는지, 혹은 병원의 청결을 유지하기 위해 관심을 기울이는지 등은 직원의 주인의식을 가늠하는 중요한 척도입니다.

어떤 병원의 중간관리자가 지나가는 직원에게 '이게 뭐죠?'라며 떨어진 휴지를 가리키자, 직원이 '제가 안 그랬는데요'라며 지나갔다는 일화가 있습니다. 이처럼 직원이 자발적인 청결 유지와 같은 작은 일에도 관심을 기울일 수 있게 하려면, 조직의 기대와 가치관을 명확히 전달하는 것이 중요합니다.

직원 만족도를 가늠하는 방법

직원이 병원에 자부심을 느끼는지 확인할 수 있는 몇 가지 방법은 다음과 같습니다.

① **가족이나 지인을 소개하는지 확인하기:** 소개를 통해 오는 신규 환자 통계를 분석하면, 직원이 병원에 대한 자부심을 갖고 있는지 파악할 수 있습니다.

② **환자와의 애착 정도 확인하기:** 리콜률, 환자의 문제 해결을 위한 적극적인 대안 제시, 후기를 통해 환자와의 긍정적 상호작용을 유지하는지 알 수 있습니다. 직원이 환자로부터 개인적인 인사나 선물을 받을 정도라면 그만큼 신뢰와 애착을 형성하고 있는 것입니다.

③ **불만을 이야기하는지 확인하기:** 불만을 이야기할 때 개선의 여지가 없다고 느끼면 직원은 침묵하기 마련입니다. 많은 원장이 직원의 침묵을 긍정적으로 해석하는 경향이 있지만, 실상은 다릅니다. 불만이나 문제에 대해 논의할 때 개선 의지가 없는 조직에서는 어느 날 갑자기 '조용히 다니던 직원이 퇴사 의사를 밝히는' 상황이 발생할 수 있습니다. 직원이 목소리를 내고 환자 경험 개선을 위한 활발한 토론이 가능한 환경을 조성하는 것이 중요합니다.

성장하는 조직에서의 소통과 심리적 안정감

직원이 소신 있는 발언을 할 수 있고, 이런 발언이 방어적 침묵으로 이어지지 않도록 공식적·비공식적으로 의견을 나눌 기회를 늘려야 합니다. 특히, 직원의 목소리를 조직이 중요하게 듣고 있다는 신뢰감을 심어 주어야 합니다. 이를 통해 직원은 자발적으로 업무 개선에 참여하고 심리적 안정감을 느끼며 병원과 함께 성장하게 됩니다.

가족에게 추천할 수 있는 병원이 되는 길

메이요 클리닉은 '환자의 필요를 최우선으로'라는 철학을 바탕으로, 환자 중심의 의료서비스를 제공합니다. 1864년 설립 이래, 이 병원은 다학제적 팀 접근 방식을 통해 환자의 건강과 편의를 최우선으로 하는 의료 시스템을 구축했습니다.

춘천예치과도 이와 유사한 철학을 바탕으로 환자와 직원을 위한 시스템을 개선하고자 합니다. 직원이 병원에 자부심을 느끼고 환자에게 최선의 경험을 제공할 때, 병원은 비로소 가족에게도 자신 있게 추천할 수 있는 장소로 거듭납니다.

좋은 조직의 기준과 성장하는 병원의 문화

성장하는 병원은 직원이 인정받고, 자부심을 느끼며, 개인의 목소리를 낼 수 있는 곳입니다. 직원이 환자 중심의 의료서비스에 최선을 다할 수 있도록, 운영진은 직원에게 집중하며 지원합니다. 직원의 만족도와 자부심은 병원의 성공과 지속 가능성의 중요한 요소입니다.

병원은 환자에게도, 직원에게도 자부심이 될 수 있는 장소여야 합니다. 성장하는 병원은 좋은 문화를 받아들여 이를 병원의 시스템으로 자리 잡게 하며, 이를 통해 환자와 직원 모두가 만족할 수 있는 지속 가능한 조직으로 나아갑니다.

제품에도 꿈이 있다

매니저 **박진희**

'100년을 이어갈 치과'라는 비전은 단순한 슬로건이 아닙니다. 이는 춘천예치과가 지향하는 실천의 기준이자, 모든 진료와 서비스의 중심에 놓인 철학입니다. 이 가치를 바탕으로 구성원 모두는 각자의 자리에서 이를 행동으로 구현해 가고 있으며, 단순히 치료를 제공하는 것을 넘어 환자 한 사람 한 사람에게 진정성을 담아 마음을 전하고 있습니다.

원장님의 세심한 진단과 일관된 진료 품질은 춘천예치과가 지향하는 철학의 든든한 토대가 되었으며, 그 철학은 자연스럽게 구성원의 일상과 태도 속에 스며들어 행동의 기준이 되었습니다. 저 역시 치과위생사로서 이 철학을 어떻게 나의 실천으로 연결할지 끊임없이 고민하며 행동해 나가고 있습니다.

구강보건교육자로서의 역할과 환자 상담

춘천예치과의 구강보건교육과 예방 실천은 선배 치과위생사의 땀과 헌신에서 시작되었습니다. 치과위생사 포럼을 통해 '차별화'와 '전문성'을 갖춘 구강보건교육자를 목표로 교육을 받았으며, 병원 내 단체 소통 채널을 통해 전 직원이 같은 방향을 바라보며 교육자로서의 역할과 책임을 나누기 시작했습니다.

구강보건교육은 단순한 정보 전달이 아닌, 환자와의 신뢰를 쌓아가는 '내 편 만들기'의 여정이었습니다. 치과를 낯설고 두려운 공간이 아닌, 구강 건강을 지켜 주는 든든한 동반자로 인식하게 된 변화는 환자의 마음에 신뢰를 심어 주었고, 그 인식의 전환은 관심을 이끌어 내며 스스로 실천하는 건강한 습관으로 이어졌습니다.

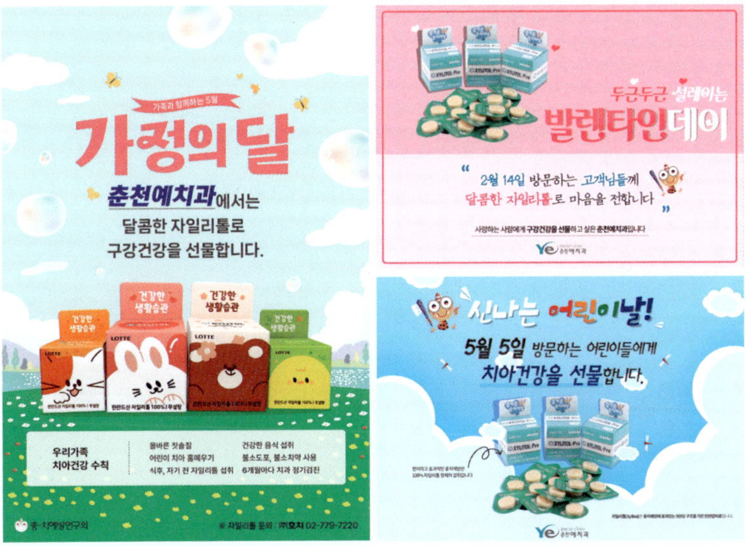
가족과 함께하는 5월
가정의 달
춘천예치과에서는
달콤한 자일리톨로
구강건강을 선물합니다.
건강한 생활습관
LOTTE
우리가족 치아건강 수칙
올바른 칫솔질
어린이 치아 홈메우기
식후, 자기 전 자일리톨 섭취
건강한 음식 섭취
불소도포, 불소치약 사용
6개월마다 치과 정기검진
※ 자일리톨 문의 : ㈜호치 02-779-7220
두근두근 설레이는
발렌타인데이
"2월 14일 방문하는 고객님들께
달콤한 자일리톨로 마음을 전합니다"
사랑하는 사람에게 구강건강을 선물하고 싶은 춘천예치과입니다
Ye 춘천예치과
신나는 어린이날!
5월 5일 방문하는 어린이들에게
치아건강을 선물합니다.
XYLITOL-Pro
Ye 춘천예치과

각종 기념일에 맞추어 자일리톨 캔디를 선물하는 행사를 열고 있습니다. 자연스럽게 구강 건강에 관심을 가질 수 있는 계기가 됩니다.

예를 들어, 구강건조증 환자에게는 침 분비를 돕는 입체조 운동을 직접 실습해 보며, 자일리톨이 충치 예방에 효과적이라는 내용을 자세히 안내해 드립니다. 치아 시림 증상으로 내원한 환자에게는 1,450ppm 불소치약을 활용한 홈케어 방법을 쉽게 설명해 드립니다. 이처럼 개별 맞춤 상담을 통해 직원은 환자의 구강 상태를 지속적으로 살피고, 의료진으로서의 책임감과 진심을 행동으로 보여주고 있습니다.

특별한 구강관리 프로그램과 문화적 접근

춘천예치과는 내원 고객에게 천연 항균 가글, 워터픽, 치간칫솔 사용법을 안내하며 치간 케어와 구취 관리를 돕고 있습니다. 또한 발렌타인데이, 구강보건의 날, 할로윈데이, 크리스마스 등 매달 있는 기념일을 맞아 자일리톨 캔디를 선물하는 이벤트를 진행해, 환자가 구강 건강에 보다 자연스럽게 관심을 갖게 합니다. 병원이 단순한 치료 공간을 넘어 구강 건강을 위한 문화적 공간으로 자리 잡아 가며, 환자가 즐겁고 친근한 방식으로 건강관리를 실천할 수 있도록 유도하고 있습니다.

구강용품 상담의 효과와 가능성

구강용품은 게임에서 전략의 완성도를 높이는 아이템처럼, 구강보건교육에서 환자의 변화를 이끄는 핵심 도구입니다. 한 예로, 전체 임플란트를 진행한 60대 환자분은 잇몸 출혈과 구취로 인해 일상에 큰 불편을 겪고 있었습니다. 4개월간 'Ye's 예방 프로그램'을 통해 집중적인 구강관리를 함께한 결과, 눈에 띄는 개선이 있었고 환자분은 자신감을 회복해 나가기 시작했습니다. 진심을 담은 맞춤형 케어는 치료 이상의 가치를 전달하며, 환자와의 관계에 깊은 신뢰를 심어 주는 계기가 됩니다. 그 결과 전체 환자의 85% 이상이 소개로 내원하고 있으며, 개인 상담 동의율도 매우 높습니다.

구강용품 상담 또한 의미 있는 성과를 내고 있습니다. 초기에는 미미했던 상담 기반 제품 판매도 지금은 병원의 체계적인 고객관리(CRM)와 연계되어 안정적인 성장을 이어가고 있습니다. 이는 단순한 판매를 넘어 환자의 생활 습관을 개선하고, 병원의 지속 가능한 수익구조에 기여하는 중요한 요소로 작용하고 있습니다.

'전문가 치과위생사'로서의 비전

우리는 다양한 건강기능식품을 챙기며 건강을 지키려 노력하지만, 치아 건강에 대해서는 상대적으로 관심이 부족한 경우가 많습니다. 치아 하나의 가치는 매우 크며, 이를 지키기 위한 첫걸음은 자신의 구강 상태에 맞는 맞춤형 구강용품을 선택하고 사용하는 것입니다.

저는 구강 건강에 꿈을 담아 환자에게 진심 어린 상담과 구강용품 추천을 제공하고 있습니다. 구강보건교육자로서의 사명감을 바탕으로 환자와의 신뢰를 쌓고, 병원의 철학을 실천하는 진료 서비스를 통해 '100년을 이어갈 치과'라는 비전을 함께 실현해 가고 있습니다.

이것이 제가 이루고자 하는 '전문가 치과위생사로서의 꿈'이며, 춘천예치과가 함께 만들어 가는 내일입니다.

자기 결정권의 중요성

직원이 행복한 병원을 만드는 첫 번째 실행 계획은 업무 권한을 위임해 직원이 자기 결정권을 행사할 수 있게 하는 것입니다. 일반적으로 결정권은 리더의 특권이자 의무로 여겨집니다. 그러나 결정권을 독점하게 되면 리더는 스스로를 중요한 사람으로 인식하며, 결정 과정에서 직원의 자율성을 제한하는 경우가 많습니다. 결정권을 가진 상사가 불명확한 지시를 하거나 결정을 미루면, 실무자는 답답함과 에너지가 소진되는 상황을 겪습니다.

'배달의 민족'으로 유명한 우아한형제들의 '송파구에서 일하는 법 11가지'에는

'책임은 실행한 사람이 아닌 결정한 사람이 진다'라는 조항이 있습니다. 결정권자가 책임을 지는 문화는 실무자가 에너지를 쏟아 일할 수 있도록 돕는 핵심입니다. 이러한 자율성과 책임감은 현대 조직에서 변화에 빠르게 적응하고 효율적으로 자원을 활용하는 중요한 역할을 하며, 병원과 같은 고도화된 전문 조직에서도 성숙한 협력 문화를 형성하는 데 필수적입니다.

직원 경험 설계: 행복한 병원을 위한 전략

병원의 과제로는 '최고의 환자 경험 제공'과 '모두가 행복한 병원 만들기'가 설정되어 있습니다. 병원이 환자에게 최고의 경험을 제공하려면 먼저 직원이 만족감을 느낄 수 있어야 합니다. 환자 만족도는 곧 직원 만족도로부터 시작되기 때문에, 직원이 행복한 병원 만들기에 집중하고 있습니다. 이를 통해 우리는 직원의 직무 경험, 즉 직원 경험(Employee Experience; EX)을 설계하는 방향으로 나아갑니다. 직원 경험이란 직원이 입사부터 퇴사까지 조직에서 마주하는 모든 접점을 의미하며, 감정, 인식, 상호작용을 포함합니다. EX는 단순한 근무 환경이나 복지 혜택을 넘어서 업무의 의미, 성장 기회, 상사와의 관계, 조직문화 등 다양한 요소를 포함합니다. 긍정적인 직원 경험은 직원의 몰입도와 생산성을 높이고 이직률을 낮추어 조직 성과에 직접적으로 기여합니다.

행복한 직원 경험 설계의 첫 번째 요소는 자기 결정권입니다. 직원이 스스로 결정하고 행동하며 결과를 책임질 수 있는 권한을 부여함으로써, 병원은 직원에게 진정한 주인의식을 심어 주려 합니다. 두 번째 요소는 직원과 병원이 함께 성장하는 파트너로서 직원을 바라보는 인식 전환입니다. 직원을 병원의 동반자로 존중함으로써 병원의 발전과 직원의 성장이 상호 연계되도록 돕고 있습니다.

Win-Win 체계와 근무 여건 개선

직원과 병원이 함께 성장하는 체계를 구축하기 위해, 근무 환경 개선과 복지 제도 정비가 이루어졌습니다. 예를 들어, 직원 대출 제도를 도입해 주택 마련이나 학자금 충당, 생활비 지원 등의 혜택을 제공하고 있습니다. 전체 직원 중 약 40%가 이 제도를 활용하고 있으며, 대출은 무보증·무담보로 진행되어 비밀이 보장됩니다. 병원은 이러한 지원을 통해 직원이 생활 속 큰일에 대비할 수 있도록 돕고 있습니다.

또한 인터뷰 과정에서 직원이 가장 중요하게 생각하는 복지 요소는 바로 동료 관계와 선후배와의 유대감이었습니다. 서로 배우고 성장하는 동료 관계는 개인의 만족과 직무 성장을 동시에 제공합니다. 현재 춘천예치과의 직원 평균 근속기간은 10년에 가깝고, 개원 초기부터 함께한 20년 차 직원도 있습니다. 결혼과 출산, 이직 후에 다시 돌아온 직원도 많으며, 병원은 그들의 귀환을 진심으로 환영합니다. 일부 직원은 명절마다 선물을 주고받으며 관계를 유지하고 있습니다. '집 나갔던 직원이 돌아오고, 병원을 떠났던 환자가 돌아오는 곳'이 춘천예치과의 따뜻한 문화입니다.

자기 결정권을 바탕으로 한 행복한 병원

자기 결정권이 보장된 직원은 조직 내에서 책임감과 주인의식을 더 크게 느끼며, 환자와의 관계 형성에서도 진정성을 발휘합니다. 병원은 직원 경험을 설계해 직원이 일터에서 행복을 찾고, 그 행복이 환자에게 전달될 수 있도록 다양한 방안을 고민하고 실행해 나가고 있습니다.

예치과를 다시 찾는 사람들

고객만족실장 **강은임**

2009년, 저는 춘천예치과의 환자였습니다. 당시 주얼리 분야에 관심을 갖고 준비 중이었고, 병원 진료를 받으러 오면서 원장님과 자연스럽게 이야기를 나누는 사이가 되었습니다. 그러던 어느 날, 뜻밖의 제안을 받게 되었습니다. "춘천에 있는 두 달 동안 우리 병원에서 아르바이트해 보는 건 어때요?"

저는 웃으며 대답했습니다. "에이, 제가요? 전공도 다르고, 치과에서 일해 본 적도 없는데요."

그러자 원장님은 이렇게 말씀하셨습니다. "괜찮아요. 호텔에서 일한 경험 있다면서요. 환자에게 인사하고 안내만 잘해 주면 돼요."

그날 매니저님이 비장한 표정으로 저를 상담실로 데려가셨고, 그제야 이 제안이 농담이 아님을 알게 되었습니다. 여러 번 고민한 끝에 떠나기 전 두 달만 해 보자고 결심했습니다. 그러나 첫 출근부터 예상치 못한 벽을 마주했습니다. 환자였던 제가 직원으로 바뀐 것이 리셉션 직원들에게는 불편했던 것 같습니다. 저는 쭈뼛거리며 '이건 어떻게 하나요?', '이빨 사진 숫자는 어떻게 읽어요?' 같은 질문을 했고, 지금 생각하면 참 엉뚱하고 엉성했던 순간들입니다.

치과에 대해 아무것도 모르던 저는 하나부터 열까지 낯설었지만, 부끄러움을 무릅쓰고 하나하나 배워가기 시작했습니다. 사실 저는 환자 시절 꽤 컴플레인을 자주 하던 스타일이었습니다. 나중에 들은 이야기지만 당시 모든 리셉션 직원들이 제 채용에 반대했다고 합니다. 그 이야기를 듣고 놀라기도 했지만, 충분히 이해할 수 있는 반응이라 생각했습니다. 대신 기분 나빠하지 않고 열심히 배우고 친해지기 위해 노력했습니다. 시간이 흐르면서 그분들은 모두 좋은 동료가 되어 주셨습니다.

처음에는 두 달만 일하기로 했던 것이 어느덧 3년이 되었고, 2012년 결혼 후에는 서울에서 춘천까지 출퇴근하는 생활을 이어갔습니다. 그러나 1년 넘는 장거리

출퇴근은 점점 부담이 되었고, 결국 2013년 임신을 준비하며 예치과를 떠나게 되었습니다.

출산 후 친정인 춘천으로 돌아온 어느 날, 병원에서 다시 연락이 왔습니다. '8개월만 일해 줄 수 있어요?'

고민 끝에 다시 예치과로 출근하게 되었고, 그 8개월은 어느새 10년이 되었습니다.

지금도 예치과에는 저처럼 퇴사 후 다시 돌아와 오랜 시간 근무하는 직원이 많습니다. 흥미로운 점은 환자도 마찬가지라는 것입니다. 진료 과정에서 불만을 토로하며 '다시는 안 온다'고 하셨던 분들이 시간이 지나 다시 병원을 찾아오십니다. 그만큼 이곳이 다시 돌아오고 싶은 공간이라는 의미겠지요.

저는 연극영화과와 호텔경영학과를 전공했습니다. 치과와는 전혀 관련이 없을 것 같은 이 전공이 오히려 저에게 큰 자부심이 되었습니다. 지역사회와 함께 호흡하고자 하는 원장님들께서 정기적으로 공연을 하면 어떨까 하는 제안을 주셨고, 저는 예치과의 월 1회 정기공연 '예어울림 마당'을 맡게 되었습니다. 처음에는 막막하고 부담스러웠지만, 공연 준비를 하나하나 해 오며 어느덧 100회를 넘어섰습니다. 쉽지 않은 과정이었지만 관객들의 박수와 웃음, '다음 공연은 언제예요?'라고 묻는 환자분들의 질문, '수고했어요'라는 동료들의 한마디에 보람을 느끼며 꾸준히 이어올 수 있었습니다.

예치과에서의 시간은 저에게 많은 배움을 안겨주었습니다. 처음에는 환자로, 지금은 직원으로 예치과와 인연을 이어오며, 저는 이곳이 단순히 치과 진료를 받는 장소를 넘어, 사람과 사람 사이의 관계가 만들어지는 공간이라는 것을 느낍니다. 함께 일하는 동료와의 시간, 환자와의 소통 그리고 크고 작은 행사와 문화 활동까지—이 모든 것이 저를 성장시켜 주었습니다.

예치과는 늘 열린 마음으로 사람을 받아들이는 병원입니다. 때로는 불편함을 주었던 환자였던 제가 이곳에서 일하며 성장할 수 있었던 이유도, 그 너른 마음과 따뜻한 분위기 덕분이었습니다. 이곳은 단순한 직장이 아닙니다. 사람을 이해하고, 함께 성장하며, 인연을 이어가는 삶의 공간입니다. 그래서 저는 지금도 이렇게 말합니다.

"저는 예치과에서 일하는 강은임입니다. 이곳의 환자였고, 지금은 이곳의 고객을 가장 가까이에서 만나는 사람입니다."

신뢰를 만드는 역할과 평가 기준

1인분의 역할과 기준 설정

조직 내에서 공정함은 모든 직원에게 필수적인 원칙이며, 병원은 조직문화를 체계화할 의무가 있습니다. 그러나 지나치게 관료화되는 것은 경계해야 합니다. 조직이 가치관을 바탕으로 설정한 원칙 앞에서는 지위와 관계없이 모두가 따르는 모습을 보여야 합니다. 특히, 자율성과 자기 결정권을 중시하는 병원일수록 직원이 해야 할 일과 하지 말아야 할 일에 대해 명확한 기준을 제공하고, 이에 맞는 평가를 통해 공정한 관리를 실현해야 합니다.

조직문화와 부정적인 요소의 관리

우리는 직원 간의 관계를 100년을 이어갈 '친구 같은 관계'로 형성하려 하지만, 그럼에도 불구하고 지켜야 할 선이 있습니다. 작은 실수는 용납될 수 있지만, 신뢰를 저버리는 행동은 동료와의 관계를 회복하기 어렵게 만듭니다. 병원은 직원이 실수하더라도 이를 솔직하게 인정하고 사과할 수 있는 문화를 조성하며, 실수를 반복하지 않도록 제도를 개선해 나가야 합니다.

조직 내에 부정적인 에너지를 퍼뜨리는 구성원이 있을 때, 관리자의 역할은 더욱 중요해집니다. 직원들에게 '부족하더라도 함께 일하는 것이 낫지 않겠냐?'고 물었을 때, 대부분의 직원은 '마음이 힘든 것보다 몸이 힘든 것이 낫다'고 답했습니다. 이런 경우, 관리자는 필요한 결정을 내려야 합니다. 함께 일하는 구성원이 행복하게 일할 수 있도록, 의욕적이지 않거나 부정적인 영향을 미치는 구성원과는 과감히 결별할 필요가 있습니다.

이러한 결정을 위해서는 명확한 가치관과 인재상에 기반한 평가 기준이 마련되어야 합니다. 단순히 '원장님을 신뢰하는가?'나 '근무를 열심히 했는가?'와 같은 모호한 기준 대신, 구체적이고 행동으로 확인할 수 있는 기준이 필요합니다.

명확하고 측정 가능한 평가 기준의 중요성

막연한 평가 기준은 잘못된 평가를 불러올 수 있습니다. 예를 들어, 다음과 같은 질문은 모호한 답변을 받을 가능성이 큽니다.

- 원장을 신뢰하는가?
- 근무를 열심히 했는가?
- 자기계발을 위해 노력하는가?

이와 같은 질문에 '원장님을 존경하고 있습니다', '저는 늘 최선을 다합니다', '항상 노력하고 있습니다'라는 답변을 받게 된다면 평가의 의미가 희석됩니다.

따라서 평가 기준은 구체적이어야 합니다. 예를 들어, '담당 원장의 술식과 진단 기준, 주로 사용하는 재료와 기구를 이해하고 환자에게 설명할 수 있는가?'와 같이, 실질적으로 업무 수행에 필요한 역량과 지식을 평가할 수 있는 질문이 필요합니다. 병원의 핵심 가치를 이해하고 실천할 준비가 되어 있는지를 확인하기 위해 직원에게 구체적인 질문을 던질 수도 있습니다. 예를 들어, '우리 병원의 핵심 가치는 무엇인가?' 또는 '담당 원장의 주요 경력은 무엇인가?'와 같은 질문을 통해 직원이 병원의 가치와 비전을 충분히 이해하고 있는지 확인할 수 있습니다.

또한 직원의 전문성을 평가할 때는 '연간 150시간 이상의 전문성 교육을 이수했는가?'와 같이 구체적인 교육 시간으로 명시하는 것이 좋습니다. 150시간은 다소 많아 보일 수 있지만, 법정 의무 교육, 직무 교육, 리더십 교육 등을 포함하면 충분히 달성 가능한 시간입니다. 이와 같이 행동과 실적이 기준에 맞는지를 평가하면, '열심히 한다', '신뢰한다', '노력한다'와 같은 형용사에 의존하는 대신 구체적인 성과를 통해 평가할 수 있습니다.

직원의 신뢰와 자율성, 그리고 평가의 객관성

직원이 병원에서 자기 결정권을 가지고 자율성을 발휘하는 병원일수록, 구체적인 역할과 기대치가 명확히 설정되어야 합니다. 이러한 명확한 기준은 직원에게 성취감을 제공하며, 평가의 객관성을 유지하여 병원 문화의 공정성을 높입니다. 나아가 명확한 역할 규정과 공정한 평가 기준을 통해 직원은 동기를 부여받고, 조직은 신뢰할 수 있는 평가 시스템을 갖추게 됩니다.

결국, 조직 내에서 진정성 있는 신뢰와 자기 결정권을 통해 서로를 성장시키는 문화를 조성하고, 직원이 이 문화를 자부심으로 느낄 수 있게 하는 것이 병원의 장기적인 성공을 위한 열쇠라 할 수 있습니다.

배드 걸, 굿 걸

상담실장 **이나경**

병원은 환자를 중심으로 다양한 사람이 각자의 전문성을 발휘하며 함께 일하는 공간입니다. 여러 사람이 함께하는 만큼 각자의 스타일을 이해하고 배려하는 노력이 필요합니다. 사람들은 자발적 외톨이, 쓴소리를 하는 사람, 적극 참여자 등 다양한 성향을 가지고 있고, 이러한 차이가 조직을 풍성하게 만듭니다. 드라마 '나의 해방일지'의 한 장면을 떠올리며, 일터에서도 서로 다른 사람이 어떻게 조화를 이루며 일할 수 있을지 고민해 보았습니다.

해방클럽과 조직의 다양성

'나의 해방일지'에는 서로 다른 고민을 가진 이들이 모인 '해방클럽'이라는 동호회가 등장합니다. 이 모임에는 삶의 의욕을 잃은 주인공, 싱글 대디 그리고 꼰대 상사까지 속해 있습니다. 그들은 서로의 아픔과 고민을 공감하며, 비 오는 날 카페 창가에 나란히 앉아 조용히 마음을 나누고 위로받습니다. 이런 장면은 우리의 일상에서도 여러 성향의 사람이 조화를 이루며 함께 일할 수 있다는 가능성을 보여주었습니다.

병원의 다양한 사람들

우리 병원에는 여러 유형의 직원이 있습니다. 그들은 각자의 방식으로 병원에 기여하고 있으며, 이들이 함께하는 덕분에 조직이 더욱 풍부해집니다.

- 자발적 외톨이: 묵묵히 자기 일에 집중하는 사람이 있습니다. 이들은 큰소리로 드러내지 않지만 누구보다 성실하게 일하며 조직의 튼튼한 기반이 되어 줍니다. 다만 외향적인 사람들로부터 종종 '사회성이 부족하다'는 오해를 사기도 합

니다.

- 쓴소리를 하는 사람: 조직이 더 나아지기 위해 불편한 진실을 말하는 사람이 있습니다. 이들은 문제를 직시하고 개선 방안을 제시하며, 다소 불편할 수 있는 역할을 맡습니다. 하지만 그들의 쓴소리가 없다면 조직의 발전은 더딜 수밖에 없습니다.
- 적극적인 사람: 새로운 아이디어와 열정을 바탕으로 조직에 활기를 불어넣는 사람입니다. 그들의 에너지는 다른 동료에게 긍정적인 영향을 미치지만, 가끔은 '상사에게 잘 보이려 한다'는 오해를 받기도 합니다.

병원은 특히 여성 직원 비율이 높아 서로의 평가에 민감하고 감정적인 대치가 발생하기 쉽습니다. 이 때문에 업무 갈등이 관계 갈등으로 번져 불편한 분위기를 만들기도 합니다.

나의 해방법

저는 INTP, 즉 논리적 사색가 형으로 공감 능력이 부족한 편입니다. 대화를 나눌 때 혼자 생각을 정리하거나 독백하듯 말하는 경우가 많아, 상담실장으로서 부족함을 느끼기도 했습니다. 그러나 춘천예치과에서 15년 동안 일하면서 저만의 방식을 찾아 갔습니다.

저는 공감력이 뛰어난 동료에게 '직원들의 이야기를 들어 주고 공감해 주는 일이 중요하다'라고 부탁하곤 했습니다. 동료가 잘 해낼 수 있는 일을 강조하고 격려함으로써 조직 내 소통이 원활해졌고, 덕분에 필요한 정보도 빠르게 얻을 수 있었습니다. 직장에서 함께 일하고 싶은 사람은 일을 잘하는 사람이지만, 일만 잘하는 것보다 유쾌하고 소통이 원활한 사람이 더 오래 함께 일하고 싶은 사람이 아닐까요? 그래서 우리 병원에서는 환자를 제일 먼저 맞이하고 마지막까지 배웅하는 리셉션 선생님을 존경합니다. 그들은 환자에게 최고의 서비스를 제공하며, 작은 일 하나도 꼼꼼히 챙깁니다.

병원은 서로 다른 사람이 모여 멋진 일을 하는 곳

조직에서 누군가가 '배드 걸'처럼 느껴지더라도, 그 사람은 누군가에게는 '굿 걸'이 될 수 있습니다. 나에게 힘든 시간을 버티게 해 주는 사람이 있다면, 그 사람은 나의 '굿 걸'일 수 있는 것이죠. 병원에서는 다양한 성향의 사람이 각자의 방식으로 기여하며 조직을 더욱 풍성하게 만듭니다. 우리 병원은 사람들에게 인생의 잠시 쉬어 가는 정거장이 되어 줍니다. 직원이 더 나은 삶을 찾아 떠나기도 하고, 다시 돌아오기도 합니다. 함께 일하며 불편했던 직원이 떠날 때는 속이 후련하지만, 가끔 그 친구가 잘 지내고 있는지 궁금해지기도 합니다. 시간이 지나면 당시 나의 예민함과 조직의 환경이 어려웠던 것은 아닌가 되돌아보게 되죠.

병원에서의 하루는 매일 반복되는 일상입니다. 예약 환자의 불편을 해소하고, 불만을 제기하는 고객을 응대하며, 진료에 필요한 여러 가지를 준비하다 보면 하루가 훌쩍 지나갑니다. 그럴 때면 한때 옆에서 함께 고생했던 동료가 떠오르고, 그들이 건네주던 따뜻한 말과 응원이 생각납니다. 이렇듯 병원은 환자와 동료가 함께 만들어 가는 소중한 공간입니다.

보통 사람이 모여 멋진 일을 하는 곳

춘천예치과도 여느 병원처럼 구인난을 겪고 있습니다. 강원도 영서 지역은 관련 학과도 적고, 지리적 여건도 취업을 어렵게 만들기 때문에 매년 연말이 되면 공개 채용을 통해 필요한 인력을 확보하려고 합니다. 2017년에는 지원자가 전혀 없어 문제의 심각성을 절감했고, 이에 2018년에는 원장님이 직접 취업 설명회에 나서 솔선수범하여 신입 직원을 모집하기 시작했습니다. 각 팀의 실장 또한 병원을 알리기 위해 Job Fair와 취업 설명회에 적극 참여하여 2018년에는 총 13명의 신입 직원을 선발하는 성과를 거두었습니다.

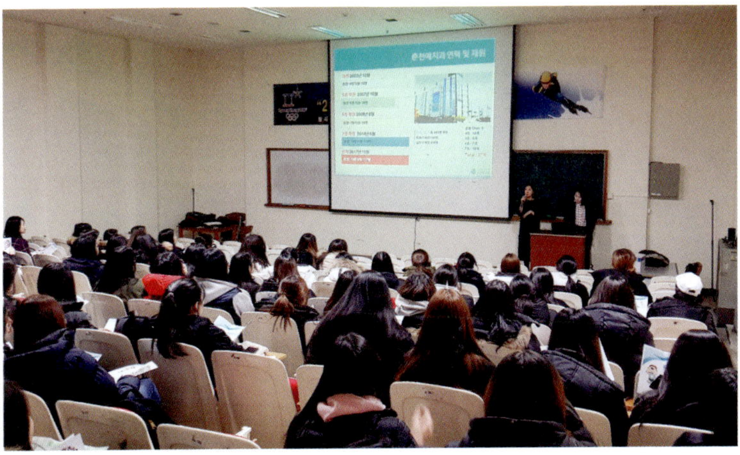

춘천예치과는 직원 선발을 위해 취업설명회도 정기적으로 실시하고 있습니다. 좋은 인재는 마냥 기다리는 것이 아니라 적극적으로 찾아야 합니다.

현재 춘천예치과에는 130명 이상의 직원이 근무하고 있으며, 장기근속자가 많은 병원이 되었습니다. 결혼, 학업 등으로 타지에 갔던 직원이 고향으로 돌아와 다시 춘천예치과에 입사하는 경우도 많아졌습니다. 이들은 춘천예치과에 대해 이렇게 말합니다.

'정말 열심히 신나게 일할 수 있었던 병원'

'다른 병원에서도 춘천예치과 경력을 자랑할 수 있는 곳'

'언제나 나를 기다려 주는 병원'

춘천예치과는 남아 있는 직원뿐 아니라, 떠난 직원에게도 소중한 기억을 남겨주는 곳입니다. 성장할 수 있는 자립심을 가진 사람을 선발하여, 서로에게 부담을 주지 않고 성장하는 동료가 되도록 돕고 있습니다. '난 사람'은 단순히 뛰어난 역량을 가진 사람이 아니라, 동료와 함께 일할 줄 알고 서로를 위해 돕는 사람입니다. 업무가 남아 야근이 필요할 때 동료와 함께 마무리하고, 동료의 아이를 돌보며 학원까지 동행할 줄 아는 '된 사람'들이 함께 모여 있습니다.

팀워크의 가치와 협력의 힘

축구팀 레알 마드리드의 크리스티아누 호날두는 세계적인 축구 선수로, 2009년부터 2018년까지 레알 마드리드에서 활약하며 수많은 골을 기록하고 UEFA 챔피언스리그에서 네 번의 우승에 기여했습니다. 하지만 2018년, 호날두가 유벤투스로 이적한 이후 레알 마드리드는 그의 부재로 인해 경기력이 떨어지며 기대에 못 미치는 성적을 거두게 되었습니다. 이와 같이 병원도 한 명의 이탈이 전체 팀에 큰 영향을 미칠 수 있습니다. 병원은 특히 개인의 역량이 중요하게 작용하는 곳이기 때문에, 경험과 노하우를 갖춘 직원이 떠나면 그 공백을 메우기 어렵습니다.

이 때문에 춘천예치과는 각 직원이 맡은 역할을 완벽히 수행하면서도 협력하여 서로의 빈자리를 메울 수 있는 체계를 갖추는 것을 목표로 합니다. 조직문화가 좋은 조직은 긍정적인 에너지를 발산하며, 이런 에너지는 비슷한 가치관을 가진 인재를 자연스럽게 끌어들이는 힘이 있습니다. 건강하고 협력적인 문화를 가진 병원은 뛰어난 인재가 역량을 발휘할 수 있는 곳으로 인식되며, 이를 통해 병원은 지속적으로 성장할 수 있습니다.

100년을 이어갈 병원: 직원이 행복한 병원

병원이 오래도록 성장하려면 그 안에서 일하는 사람이 행복해야 합니다. '100년을 이어갈 병원'이라는 비전은 하루아침에 달성할 수 있는 것이 아닙니다. 병원은 환자, 보호자, 임직원 등 다양한 사람으로 인해 살아 숨 쉬며 존속하는 곳입니다. 병원이 장수하기 위해서는 리더가 비전을 제시하고, 구성원이 이를 실현하기 위해 협력하는 분위기가 필수입니다.

'도움이 필요하다'며 주저 없이 도움을 청하는 직원은 성과를 올릴 확률이 높습니다. 병원 내에서 인정받으며 성장하고, 때로는 멘토가 되어 후배를 이끄는 사람이 됩니다. 이러한 발전적 성향을 가진 직원이 병원에 남아 계속해서 조직에 기여할 수 있도록 지원하는 것이 병원의 역할입니다.

병원이 단순히 사람을 떠나보내는 것에 그치지 않고, 그들이 다른 병원에서 춘천예치과의 좋은 문화를 홍보하는 계기가 되기를 바랍니다. 그렇기 때문에 직원이 그만둘까 봐 교육을 게을리하거나 멘토링을 중단하는 것은 어리석은 일이죠. 경험을 쌓고 성장한 직원이 스스로 춘천예치과를 자랑스럽게 여기도록, 우리는 지속적인 교육과 지지를 아끼지 않습니다.

조직의 젊음과 지속성

학교와의 연계를 통해 발전적인 직원을 멘토로 파견하는 일도 있습니다. 그들이 멋진 선배로서 인재들에게 긍정적인 인상을 남겨 지원을 유도하고, 병원의 젊음과 활력을 유지하려고 합니다. 병원 20주년을 맞이하며, 춘천예치과는 이제 비전으로 세운 '100년의 병원' 목표를 위한 초석을 다지고 있습니다. 이는 단지 병원의 생존이 아닌, 새로운 환자와 젊은 직원이 병원에 활기를 더하며 계속해서 성장해 나갈 수 있도록 하는 기회를 마련하는 것입니다.

성장과 신뢰의 기반을 만드는 병원

춘천예치과는 성장 지향적인 직원이 경험을 쌓고 동료에게 도움을 줄 수 있는 곳입니다. 각자가 서로의 성장을 도울 수 있는 건강한 환경을 마련하여, 단순한 직장을 넘어 직원이 자부심을 느낄 수 있는 병원이 되기 위해 노력하고 있습니다.

나를 믿고 일하며, 최고보다는 최초를

보험부장 **윤필녀**

춘천예치과에서 일하면서 저는 몇 차례 뜻하지 않게 '최초'라는 타이틀을 얻게 되었습니다. 처음이라는 건 언제나 낯설고 어렵습니다. 하지만 그 도전이 저와 병원 모두에게 변화를 만들어 주었고, 돌이켜보면 그 시간은 모두 감사의 순간들이었습니다.

육아휴직, '처음'의 두려움에 길을 내다

2008년, 결혼과 첫 아이 출산을 앞두고 저는 춘천예치과 최초의 육아휴직자가 되었습니다. 법적으로는 보장된 권리였지만, 실제로는 아무도 해 본 적 없던 일이라 주변에서는 적잖이 당황했고, 저 역시 눈치가 보였습니다. 당시 원장님께, '퇴사를 각오하겠습니다. 대신 아이를 키우면서 월 50만 원이라도 벌 수 있다면 감사하겠습니다'라고 말씀드렸습니다. 이 조심스러운 제안은 놀랍게도 흔쾌히 받아들여졌고, 병원은 실제로 육아휴직 제도를 만들었습니다. 그 이후 예치과에서는 출산과 육아 후 자연스럽게 복직하는 문화가 자리 잡게 되었고, 저는 그 첫걸음을 디뎠다는 점에서 오히려 자랑스럽게 생각합니다.

휴직 기간 동안 저는 집에서 건강보험청구 공부를 시작했습니다. 단순히 시간만 보내고 싶지 않았기 때문입니다. 그리고 운 좋게도 대한치과건강보험청구사 3급 시험에서 전국 차석으로 합격하게 되었고, 이후 2급과 1급까지 연이어 취득하며 이 분야에서 전문성을 키워 가기 시작했습니다.

최고보다 중요한 건 '정확하고 즐거운 청구'

복직 후, 민영치아보험과 건강보험 관련 상담 요청이 점차 늘어났습니다. 자연스레 관련 청구 업무를 맡게 되었고, 어느새 춘천예치과의 보험 담당자로 일하게 되었습니다. 보험청구 업무는 단순한 행정업무가 아닙니다. 환자의 권리를 지키고, 병원의 정당한 수익을 보장하며, 국가 재정에도 영향을 미치는 중요한 역할입니다. 한 글자, 한 단어라도 놓치면 삭감 대상이 되고, 병원과 환자 모두가 손해를 보게 됩니다.

저는 삭감 '제로'를 목표로 일하고 있습니다. 잘못된 청구는 병원 이미지에도 타격을 주고, 지속적인 삭감은 의료기관 운영에도 부담을 주기 때문입니다. 그래서 한 건 한 건을 성실하게 검토하고, 이중으로 확인하며, 환자별로 사전 설명도 꼼꼼히 드리려 노력합니다.

'정직하게, 제대로 청구하는 것'이 저의 원칙이며, 이 작은 습관이 모여 병원의 신뢰도와 지속 가능성을 높인다고 믿습니다.

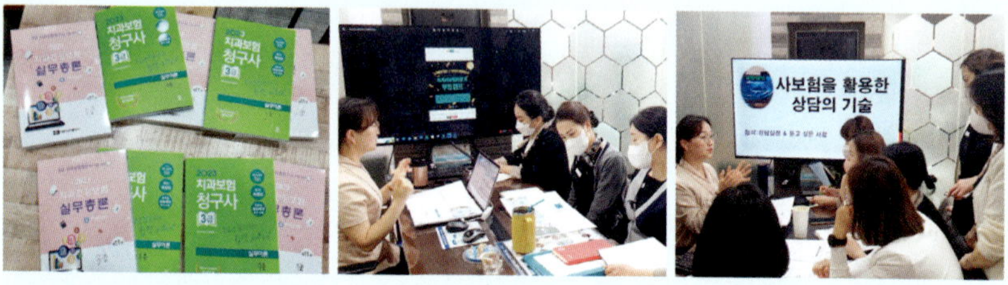

다양한 보험에 대한 지식을 쌓는 것은 환자를 위해서 필수적입니다. 춘천예치과는 자체적으로 보험 청구 세마나를 활성화해서 지속적으로 시행하고 있습니다.

한편, 내부적으로는 매일 아침 전 직원 회의 시간에 '윤필녀의 필독청구'라는 이름으로 PPT 발표 교육을 진행했습니다. 간단한 보험 팁, 청구 오류 방지 방법, 법령 변화 등을 직원과 나누며 함께 성장하는 시간이었습니다. 밤늦게까지 사무실에 남아 발표 자료를 만들고, 열쇠를 부러뜨릴 정도로 몰입했던 기억은 지금도 소중한 추억입니다.

암을 이겨낸 또 다른 시작

2019년, 예기치 않게 유방암 진단을 받았습니다. 춘천예치과 직원 중 첫 산정 특례 등록자라는 타이틀이 주어졌지만, 처음엔 너무도 받아들이기 힘든 현실이었습니다. 침대에만 누워 있던 어느 날, '넘어지지 않는 법이 아니라, 다시 일어나는 법을 배워야 한다'는 문장을 떠올렸습니다. 그날 이후 저는 먹기 시작했고, 웃기 시작했고, 회복을 준비했습니다. 주변 동료와 병원 가족의 응원은 말로 표현할 수 없는 크나큰 위로였고, 원장님들의 따뜻한 배려는 회복 속도를 앞당기는 힘이 되었습니다. 치료 후 8개월 만에 다시 병원에 돌아올 수 있었습니다.

이 경험을 통해 저는 건강의 소중함뿐 아니라, 함께 일하는 사람이 있다는 것이 얼마나 든든한지 새삼 깨달았습니다. 이후 투병을 겪는 후배 직원이 있을 때 저는 누구보다 그 마음을 공감하고 도와줄 수 있었습니다.

또 다른 나눔, 또 다른 도전

현재 저는 병원 상담 및 진료를 전담하던 고년 차 실장님들을 대상으로 건강보험 청구 교육을 매주 정기적으로 진행하고 있습니다. 진료와 행정, 환자 응대까지 아우르는 전인적인 시스템이 병원 내부에 자리 잡을 수 있도록 돕는 일에 보람을 느낍니다. 제가 시도한 작은 '최초'들이 병원의 변화를 만들었고, 그것이 다시 누군가의 도전이 되었다는 점이 가장 큰 보람입니다. 이제는 '최고'가 아니라 '의미 있는 최초'를 만드는 사람이 되고 싶습니다. 제가 이 병원에서 했던 모든 첫 시도는 혼자가 아닌 '함께'였기에 가능했습니다.

오늘도 저는 제 자리에서 묵묵히 보험청구서를 작성합니다. 정직하게, 정확하게, 삭감 없이. 그 작은 종이 한 장이 얼마나 중요한지 누구보다 잘 알기 때문입니다. 그리고 언젠가 저의 또 다른 '최초'가, 병원의 새로운 문화를 여는 시작이 되기를 바랍니다.

'가장 높은 곳이 아닌, 가장 처음의 길을 두려움 없이 내딛는 사람'

그런 사람이 되고 싶습니다.

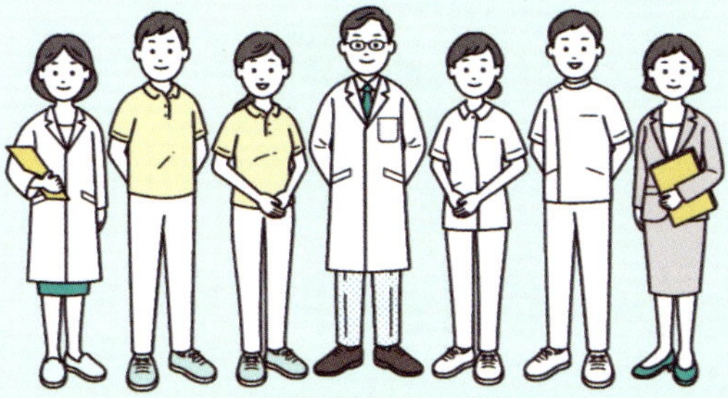

Part 3.

휴일 없음

"하루의 진심이 누군가에게는 평생의 기억이 된다."

100년을 이어갈 치과

환자가 병원을 추천한다는 것

예치과의 순고객 추천 지수(NPS: Net Promoter Score)는 85.7%입니다. 이 숫자는 단순한 통계치가 아닙니다. 병원을 다녀간 환자가 병원에 대해 느낀 모든 경험과 신뢰를 함축하고 있습니다. '이 병원을 추천하시겠습니까?'라는 질문에 10점 만점 중 9점 이상을 준 환자의 비율이, 6점 이하를 준 환자의 비율보다 압도적으로 높다는 뜻입니다. 환자가 병원을 추천한다는 것은 단순히 '만족'에 그치는 것이 아닙니다. 그들이 받은 서비스와 신뢰가 깊이 각인되어, 다른 사람에게도 이 경험을 권하고 싶어한다는 뜻입니다.

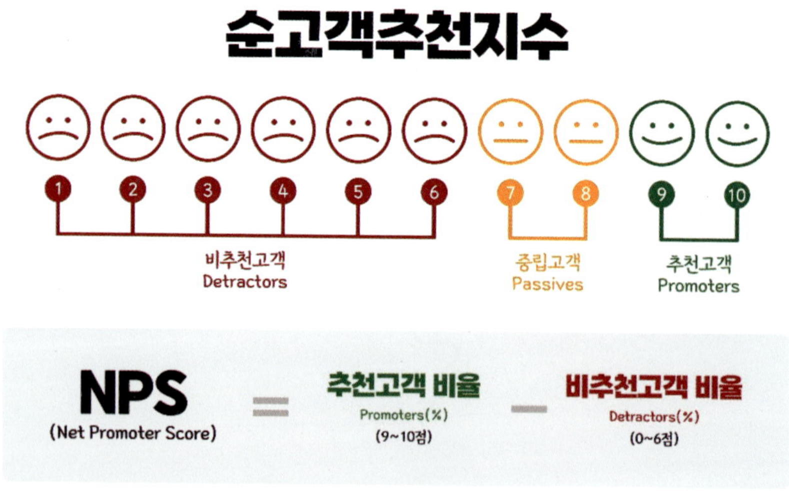

NPS가 말해 주는 것들

환자에게 '병원을 추천하겠습니까?'라는 질문을 던지는 것은 단순한 만족도를 묻는 것이 아닙니다. 추천한다는 것은 그만큼 병원을 신뢰하고 있다는 뜻입니다. NPS는 9~10점을 준 추천 고객과 6점 이하의 비추천 고객의 비율을 계산하여 병원의 충성 고객 비율을 나타냅니다. NPS 점수가 높다는 것은 병원이 단순히 좋은 서비스를 제공하는 것을 넘어, 환자의 마음을 사로잡았다는 것을 의미합니다.

그러나 여기에는 한 가지 함정이 있습니다. 병원 관리자나 직원은 종종 환자가 실제로 느끼는 것보다 더 높은 평가를 자신에게 내린다고 생각하는 경향이 있습니다. 우리는 우리의 서비스와 친절이 당연히 최상이라고 믿으며, 환자도 그렇게 느낄 것이라고 착각합니다. 하지만 숫자는 정직합니다. NPS가 낮다면 환자의 경험이 기대에 미치지 못했다는 뜻이고, 개선이 필요하다는 것을 의미합니다.

100년을 이어갈 병원의 조건

예치과는 '100년을 이어갈 병원'이라는 비전을 가지고 있습니다. 이 비전을 실현하기 위해 무엇보다 중요한 것은 '최고의 환자 경험'을 선사하는 것입니다. 한번 방문한 환자가 병원을 떠날 때 '다시 오고 싶다'는 마음을 품고, 다음 방문에는 가족이나 친구를 데려오는 상황을 상상해 보세요. 이런 경험이 쌓여간다면 병원의 지속 가능성은 자연히 보장됩니다.

병원의 환자 수익 대부분은 재방문 환자를 통해 이루어집니다. 새로운 환자를 끌어들이는 것도 중요하지만, 기존 환자가 병원을 지속적으로 찾고 다른 사람을 소개하는 것은 병원의 신뢰를 상징합니다.

최고의 환자 경험을 설계하다

예치과의 성공적인 NPS 수치는 하루아침에 이루어진 결과가 아닙니다. 이는 병원 임직원이 매 순간 환자를 중심으로 고민하고, 서비스를 설계하며, 작은 디테일까지 신경 쓴 결과입니다.

예를 들어, 병원에 들어서는 순간 환자가 느끼는 첫인상을 중요하게 생각합니다. 환자 대기실의 분위기, 직원의 인사, 진료실로 이동하는 과정 그리고 진료 후 설명까지 모든 것이 환자의 경험에 영향을 미칩니다. 또한 환자가 병원을 떠난 후에도 경험은 이어집니다. 병원에서 받은 치료와 설명이 환자의 일상에 스며들어야 합니다. 간단한 치료 후에도 '여기서 정말 잘 챙겨줬어'라는 기억이 남는다면, 환자는 자연스럽게 병원을 신뢰하게 됩니다.

NPS가 전하는 메시지

NPS는 단순히 '이 병원을 추천하겠습니까?'라는 한 문장으로 환자 경험을 측정합니다. 하지만 이 질문에 담긴 환자의 응답은 병원 경영의 모든 것을 대변합니다. 환자가 9점이나 10점을 주었다면, 그 이유를 이해하고 계속 발전시켜야 합니다. 반면, 6점 이하를 준 환자가 있다면 무엇이 불편했는지, 개선할 부분은 무엇인지 깊이 고민해야 합니다.

예치과는 NPS를 활용해 병원의 서비스가 더 나아질 수 있는 방향을 끊임없이 찾고 있습니다. 이를 통해 환자는 병원을 떠날 때마다 만족감을 넘어서, 병원에 대한 신뢰와 애정을 키워 갑니다.

병원의 지속 가능성을 위한 다짐

병원의 성공은 환자와의 연결고리에 달려 있습니다. 예치과의 비전은 단순한 병원이 아니라, 환자가 신뢰하고 추천할 수 있는 병원이 되는 것입니다. 100년을 이어갈 병원이 되기 위해 환자와 임직원의 행복을 동시에 추구하며, 최고의 환자 경험을 설계하는 노력을 계속 이어갈 것입니다.

환자가 병원을 떠날 때 남기는 말 한마디, '다음에도 여기에 와야겠어.' 그 말 속에 병원의 미래가 담겨 있습니다.

363일 쉬지 않는 병원

춘천예치과는 병원이 단순히 치료를 제공하는 곳을 넘어, 환자에게 잊지 못할 경험을 선사하는 공간이 되기를 꿈꿉니다. 병원을 다시 찾고 싶게 만드는 경험, 가족과 친구에게 자연스럽게 추천하고 싶게 만드는 경험을 제공하기 위해 춘천예치과는 매일의 운영 방식을 새롭게 설계하고 있습니다.

환자를 위한 유연한 진료 시스템

춘천예치과의 대표적인 노력 중 하나는 추석과 설날 당일만 쉬고 진료하는 363일 쉬지 않는 병원입니다. 이는 단순히 환자 편의를 위한 전략을 넘어, 환자의 삶 속에 자연스럽게 녹아 드는 병원을 만들기 위한 결단이었습니다.

병원은 분과별로 진료 요일을 조정해 일요일에도 진료를 운영하며, 평일에 시간을 내기 어려운 직장인, 학생 그리고 어린 자녀를 둔 부모에게 큰 호응을 얻고 있습니다. 특히 공휴일 진료는 치과 치료 후에 발생할 수 있는 다양한 응급 상황에 적절하게 대응할 수 있어서 환자에게 큰 호응을 얻고 있습니다. 휴일에 병원 응급실을 찾는 치과 환자가 급격하게 줄어든 것은 저희 예치과의 휴일 진료가 보여준 좋은 예입니다. 병원 응급실에서도 치과 관련 환자를 보낼 치과가 있어서 다행이라는 이야기를 들었습니다. 특히 구강외과 원장님이 일요일 진료를 담당하고 있어서 지역사회 응급 상황을 잘 대처하고 있습니다.

묵묵히 지켜낸 자리, 구강외과의 자부심

구강외과 진료실장 **김금선**

저는 치과위생사 경력 28년 차이자, 예치과에서 17년째 근무하고 있는 구강외과 진료실장 김금선입니다. 처음 예치과에 입사했을 때는 모든 진료과를 돌아다니며 로테이션 근무를 했습니다. 한동안은 '나를 필요로 하는 팀이 있을까' 하는 고민에 퇴사를 생각했던 적도 있었습니다. 그러던 중 구강외과 팀에서 함께하게 되었고, 그 순간부터 저는 이곳에서 진정한 주인의식을 갖고 진료에 임할 수 있게 되었습니다.

제 성향은 리더십을 전면에 내세우기보다는 주어진 일을 묵묵히, 그러나 누구보다 책임감 있게 완수하는 스타일입니다. 때로는 주변의 열정적이고 창의적인 동료와 저를 비교하며 자괴감을 느끼기도 했지만, 송년 모임에서 원장님이 제게 해 주신 '묵묵히, 늘 성실하게 일해줘서 고맙다'는 말은 제게 큰 힘과 자존감을 심어 주었습니다. 그리고 담당 원장님의 신뢰는 지금까지 제가 이 자리에서 흔들림 없이 비틸 수 있게 해 준 든든한 토대가 되었습니다.

병원 생활 중 뜻하지 않은 어려움도 있었습니다. 남편의 사고, 아이의 병원 입원 등 갑작스럽게 자리를 비워야 했던 날들. 그러나 예치과는 '가정이 편안해야 직장에서도 잘할 수 있다'는 철학 아래 아낌없는 배려를 보내주었습니다. 저는 그런 따뜻한 지원 덕분에 더욱 병원과 동료에게 깊은 애정을 갖게 되었습니다.

구강외과의 역할, 그리고 자부심

구강외과는 치과 진료 중에서도 가장 응급 상황이 많이 발생하는 분야입니다. 사랑니 발치, 구강내 종양, 턱관절 질환 등 다양한 시술을 담당하고 있으며, 특히 출혈, 부종, 감염 등 응급 상황에 신속히 대처해야 할 경우가 많습니다. 환자의 통증과 불편을 즉시 해결해야 한다는 특성상, 구강외과는 병원의 '든든한 버팀목' 같은 존재입니다. 춘천예치과는 지역사회 내에서 구강외과 전문의가 상시 배치되어 있는 몇 안 되는 치과 중 하나입니다. 특히, 매주 일요일에도 응급진료를 운영하고 있어 치과계에서도 독보적인 체계를 갖추고 있습니다. 사랑니 통증, 외상, 갑작스런 출혈 발생 시 환자가 휴일에도 신속하게 진료를 받을 수 있도록 하는 이 체계는, 환자뿐만 아니라 지역사회 전체에 큰 안심이 되고 있습니다.

저 역시 구강외과 실장으로서 이 응급진료 시스템을 지키는 데 일조하고 있다는 자부심이 있습니다. 일요일 진료는 쉬운 일이 아니지만, 아픈 환자가 병원 문을 열고 들어왔을 때 느끼는 안도감을 볼 때마다 보람을 느낍니다. 응급 상황에 대처하는 우리의 사명감이 바로 춘천예치과의 신뢰를 만들어 가고 있다는 사실을 늘 마음에 새깁니다.

환자와 함께 나이 들며 쌓아가는 신뢰

오랜 세월 환자와 함께하다 보니, 과거에 치료를 받았던 환자분이 가족을 데리고 다시 찾아오거나, 오랜만에 재진료를 받으러 오는 경우가 많습니다. 어느 날 오랜만에 내원한 환자분께서 '모든 직원이 낯설지만, 당신 같은 익숙한 얼굴이 있어 너무 반갑다'고 말씀해 주셨을 때 느낀 따뜻함은 지금도 잊을 수 없습니다. 구강외과 진료는 통증이 수반되는 경우가 많아 환자에게 공포심을 심어줄 위험이 있지만, 저는 환자에게 신뢰를 줄 수 있는 '늘 그 자리에 있는 사람'이 되고 싶습니다. 빠르고 정확한 처치, 따뜻한 응대 그리고 환자의 아픔을 진심으로 걱정하는 마음을 잃지 않는 것이 제 소중한 목표입니다.

또한 예치과는 장애인 재활원 정기봉사에도 참여하고 있습니다. 매주 팀을 나누어 재활원을 방문하여 구강관리를 돕고 있는데, 이 역시 작은 재능을 사회에 돌려주는 소중한 기회라고 생각합니다. 환자를 돕는 일, 지역사회에 기여하는 일 그리고 팀과 함께 성장하는 경험은 저에게 값진 보람을 안겨줍니다.

빛나는 시간, 함께한 사람들

지금까지의 제 길은 저 혼자 걸어온 것이 아닙니다. 늘 따뜻하게 이끌어 주신 원장님들, 묵묵히 곁을 지켜준 동료들, 그리고 묵묵히 손잡아 준 가족 덕분에 저는 여기까지 올 수 있었습니다. 그리고 무엇보다 환자 한 사람 한 사람에게 최선을 다해 진료할 수 있도록 만들어 준 춘천예치과라는 울타리에 깊이 감사하고 있습니다. 빛나던 시간, 지금도 빛나는 순간 그리고 앞으로도 환자 곁을 지키며 함께 빛날 예치과의 치과위생사로 남고 싶습니다.

또한 아침 7시부터 시작되는 보철팀의 진료는 바쁜 현대인의 라이프스타일을 반영한 차별화된 운영 방식입니다. 업무나 학교를 시작하기 전 간단한 진료를 받고 싶어하는 환자의 요구를 충족시키며, 이른 시간에도 병원의 문이 열려 있다는 점은 환자에게 깊은 신뢰감을 심어 줍니다.

소아치과 운영도 이러한 전략의 연장선입니다. 출산율 저하로 소아 환자의 수익성이 낮아지고 있음에도 불구하고, 춘천예치과는 어린이 환자와 부모를 위한 배려를 포기하지 않았습니다. 소아 친화적인 환경을 조성하고, 치과 방문을 두려움 대신 즐거움으로 만드는 다양한 프로그램을 운영하며, 병원에 대한 긍정적인 기억을 심어 주기 위해 노력하고 있습니다. 어렸을 때부터 치과에 대한 친근감을 가지는 것은 평생 건강한 치아를 유지하는 중요한 시작점이기 때문입니다. 20년 동안 소아치과를 운영하면서 지속적으로 어린이 구강 건강을 위해서 노력하고 있습니다.

진료 시간, 병원과 환자 간의 약속

춘천예치과는 진료 시간을 단순한 운영 시간 이상으로 여깁니다. 이는 환자와의 공식적인 약속이며, 병원이 환자에게 얼마나 신뢰를 주는 공간인지를 결정짓는 중요한 요소입니다.

응급 상황에서 가장 먼저 떠오르는 병원, 예약 시간에 상관없이 상태를 확인하고 도움을 받을 수 있는 병원, 언제나 자신을 맞아주는 직원이 있는 병원은 환자에게 편안함과 안도감을 제공합니다.

환자가 느끼는 이러한 신뢰는 단순히 하루아침에 만들어진 것이 아닙니다. 춘천예치과는 모든 환자 경험을 세심하게 설계하며, 환자가 병원에서 보내는 모든 순간이 특별할 수 있도록 노력합니다. 특히, 병원의 지속적인 성장은 환자의 재방문율과 추천 의향에 의해 이루어진다는 점을 명확히 이해하고 있습니다.

고객과 함께 춤을

고객만족실장 **구미영**

춘천예치과 3층에서 데스크를 맡고 있는 구미영입니다. 저는 치과에서 데스크가 얼마나 중요한 역할을 하는지 매일 실감하며 일하고 있습니다. 물론 원장님의 뛰어난 진료 실력과 진료실 팀의 완벽한 호흡도 중요하지만, 데스크는 병원의 중심축이라 믿습니다. 데스크는 마치 병원의 통신병처럼 환자와 병원, 외부 병원과 약국을 잇는 다리 역할을 하며 병원이 매끄럽게 운영되도록 돕습니다. 이런 소통이 원활할 때 병원은 비로소 안정감을 갖출 수 있다고 생각합니다.

코로나19는 우리 병원에도 많은 변화를 가져왔습니다. 그동안 환자를 위해 제공했던 서비스가 하나둘 중단되었습니다. 임플란트 수술 후 제공하던 죽 서비스, 대기실 음료와 간식 서비스, 병원의 상징과도 같았던 예카페 운영까지 멈추게 되었습니다. 처음에는 이런 변화가 병원에 큰 타격을 주지 않을까 걱정했지만, 시간이 지나면서 이 모든 서비스가 단순한 편의를 넘어서 환자에게 신뢰를 심어 주고 병원을 다시 찾게 만드는 중요한 요소였음을 깨달았습니다.

코로나로 인해 어려운 시기였지만, 우리는 기본에 충실하며 환자와의 신뢰를 지키기 위해 최선을 다했습니다. 전화로 환자에게 검진 일정을 확인하고, 병원이 철저히 감염 관리를 하고 있음을 알렸습니다. 이런 노력 덕분에 우리는 위기를 잘 넘길 수 있었고, 매출도 오히려 꾸준히 성장했습니다. 이 모든 것은 원장님의 뛰어난 경영 철학과 직원의 헌신 덕분이라 생각합니다.

우리 병원은 특히 '전화를 많이 하는 병원'으로 유명합니다. 예약 확인부터 리콜 관리, 해피콜까지, 전화는 단순한 소통 도구를 넘어 환자와 병원 간의 신뢰를 쌓는 중요한 매개체가 되었습니다. 전화를 통해 환자는 병원의 배려를 느끼고, 자신이 세심한 관리와 돌봄을 받고 있다는 확신을 갖게 됩니다.

그러나 처음부터 이 과정이 쉬웠던 것은 아닙니다. 특히 대기 시간에 대한 불만을 듣는 일은 저에게 큰 도전이었습니다. 처음엔 이런 불만을 어떻게 처리해야 할지 몰라 당황하기도 하고, 자괴감에 빠지기도 했습니다. 하지만 환자의 이야기에 귀 기울이고, 공감을 표현하며, 스스로의 소통 방식을 바꿔 나갔습니다. 그 결과 저는 환자와의 관계를 한층 더 깊이 이해하게 되었고, 지금은 자신감 있게 그들의 불편함에 응대할 수 있게 되었습니다.

환자와의 소통에서 가장 효과적인 방법 중 하나는 '스몰 토크'였습니다. 짧은 대화는 환자의 긴장을 풀어줄 뿐만 아니라 병원에 대한 신뢰를 쌓는 데 큰 도움을 주었습니다. 대기 중인 환자와 간단히 날씨 이야기를 나누거나, 치료 전·후로 안부를 묻는 일은 환자에게 병원의 따뜻함을 전달하는 작은 선물이 되었습니다.

우리 병원의 화장실 곳곳에는 좋은 글귀와 함께 편의 시설이 배치되어 있습니다. 이런 세심한 배려는 환자가 병원을 더 믿고 편안하게 느끼게 만드는 요소입니다. 이 모든 것은 직원들이 자유롭게 아이디어를 제안하고, 그 아이디어가 실행에 옮겨진 결과입니다.

데스크에서 일하며 저는 매일 느낍니다. 환자가 처음 마주하는 병원의 첫인상을 결정짓는 곳이 바로 데스크라는 것을요. 데스크에서의 환영 인사가 병원에 대한 첫 이미지를 만듭니다. 저는 환자가 우리 병원을 선택한 것을 후회하지 않도록 그리고 다시 방문하고 싶도록 항상 환한 미소와 따뜻한 말로 그들을 맞이하려 노력합니다.

예치과는 환자에게 '이 병원은 나를 위한다'는 믿음을 심어 주고, 이를 바탕으로 환자와 함께 춤을 추듯 조화롭게 움직입니다. 코로나 시기에도 바쁜 진료 일정 속에서도 환자와의 관계를 잃지 않기 위해 노력한 결과, 우리는 단순히 의료서비스를 제공하는 병원을 넘어 환자의 삶에 긍정적인 영향을 미치는 공간으로 자리 잡았습니다. 이 춤은 앞으로도 멈추지 않을 것입니다. 환자와 함께 만들어 가는 리듬, 그것이 우리 병원의 진정한 자산입니다.

100년을 이어갈 병원을 위한 밑거름

춘천예치과는 '100년을 이어갈 병원'이라는 비전을 실현하기 위해 오늘도 새로운 기준을 세우고 있습니다. 병원은 한 세기를 이어갈 수 있지만, 이를 위해서는 환자와 직원의 신뢰가 쌓여야 합니다.

진료 시스템의 유연성, 환자 중심의 환경, 소아와 성인 모두를 아우르는 세심한 배려는 병원이 단순히 진료를 제공하는 공간을 넘어, 환자의 삶에 깊이 자리 잡게 만듭니다. 환자는 '언제나 나를 기다리는 병원이 있다'는 안도감을 느끼며, 자신과 가족, 친구에게 병원을 추천하게 됩니다.

춘천예치과의 모든 노력은 단순히 현재의 성과에 머물지 않고, 환자 경험을 기반으로 미래를 준비하는 데 초점이 맞춰져 있습니다. 이는 병원이 단순한 치료 공간을 넘어 지역사회의 신뢰를 얻고 사랑받는 공간으로 자리 잡는 데 기여하고 있습니다.

춘천예치과의 이야기는 환자 중심의 병원이 단순한 이상이 아니라 실현 가능한 목표임을 보여줍니다. 병원의 모든 시스템과 노력은 환자 한 명, 한 명의 경험을 특별하게 만드는 데 초점을 맞추고 있으며, 이러한 과정이 바로 '100년을 이어갈 병원'의 길이라고 믿습니다.

병원은 환자의 것

최고의 환자 경험을 제공한다는 것은 환자를 병원 시스템에 맞추는 것이 아니라, 병원 시스템을 환자의 필요와 스타일에 맞게 변화시켜 나가는 것입니다. 이를 위해서는 병원이 환자의 시선에서 객관적이고 낯설게 자신을 바라볼 줄 알아야 합니다.

병원을 바꾸고 싶은 이유와 바꾸지 못하는 이유

병원을 바꾸고 싶어하는 이유와 그럼에도 불구하고 병원을 바꾸지 못하는 이유는 복합적인 요소가 작용합니다. 환자의 마음을 읽고, 그들의 시선에서 병원을 이해하는 것이 중요한 이유입니다.

병원을 바꾸고 싶은 이유

① **불친절한 서비스:** 병원의 직원이나 의료진이 불친절하게 대하거나, 환자가 병원의 분위기에서 배려받지 못한다고 느낄 때 병원을 바꾸고 싶은 충동이 생깁니다.

② **담당 직원의 잦은 변경:** 담당 직원이 자주 바뀌면 환자는 매번 새로운 사람에게 자신의 상태를 설명해야 하는 번거로움과 불편함을 느낍니다. 이는 신뢰를 약화시키는 주요 요인 중 하나입니다.

③ **시설과 환경의 노후화:** 병원이 시설 투자를 하지 않아 환경이 낙후되거나 위생 상

태가 부족하다고 느껴질 때 환자는 더 나은 환경을 가진 병원을 찾고 싶어합니다.

④ **부족한 혜택과 서비스:** 다른 병원에서 제공하는 관리 프로그램, 할인 혜택, 특화된 서비스 등과 비교해 현재 병원이 제공하는 부가 서비스가 부족하다고 느껴지면 환자는 다른 병원을 고려하게 됩니다.

⑤ **높은 치료비용:** 치료비용이 과도하다고 생각될 경우, 환자는 보다 합리적인 비용으로 진료를 받을 수 있는 병원을 찾으려 할 가능성이 높습니다.

병원을 바꾸지 못하는 이유

① **경제적 부담:** 새로운 병원으로 옮길 경우 초기 진료비와 검사비 등의 추가 비용이 발생할 수 있습니다. 이러한 경제적 부담은 병원 선택을 주저하게 만듭니다.

② **주치의와의 신뢰 관계:** 현재 병원의 주치의가 환자의 상태와 병력을 잘 알고 있다는 점은 환자에게 안정감을 제공합니다. 새로운 병원에서 이런 신뢰를 다시 쌓는 데는 시간과 노력이 필요합니다.

③ **가족이나 지인과의 연계:** 가족이나 지인이 함께 다니는 병원일 경우, 공동체적인 의존감 때문에 병원을 바꾸기가 더욱 어렵습니다.

④ **A/S와 지속적인 관리:** 기존 병원이 환자의 문제에 대해 지속적인 사후 관리를 제공하고 있다면, 새로운 병원에서 동일한 수준의 관리를 받을 수 있을지 불확실하기 때문에 옮기지 않는 경우가 많습니다.

⑤ **시간과 정서적 안정감:** 익숙한 병원에서 새로운 병원으로 옮기는 데 드는 시간적, 정서적 부담이 크기 때문에 기존 병원을 유지하려는 경향이 있습니다.

⑥ **환자의 병력을 잘 알고 있음:** 병원이 환자의 과거 병력과 현재 상태를 잘 알고 있다는 점은 진료의 연속성을 제공하며, 새로운 병원에서는 이를 다시 시작해야 하는 번거로움을 줄여 줍니다.

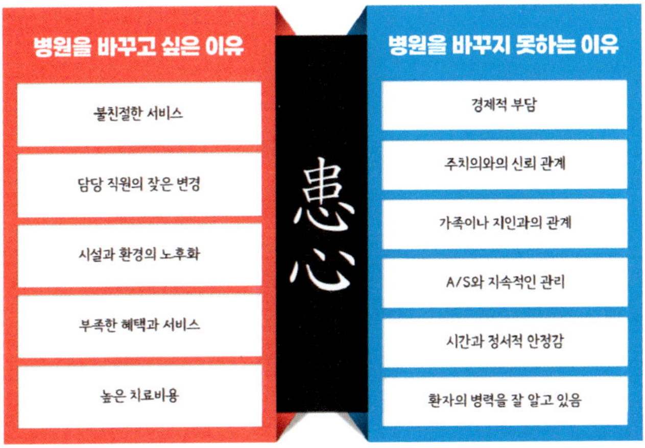

병원이 해야 할 일

환자가 병원을 바꾸고 싶은 이유와 바꾸지 못하는 이유는 모두 병원의 개선점과 유지해야 할 점을 동시에 보여줍니다. 춘천예치과는 이러한 환자의 시선을 이해하고, '최고의 환자 경험'을 제공하기 위해 병원 시스템을 환자의 필요와 스타일에 맞게 끊임없이 변화시켜 왔습니다.

환자의 의견에 귀를 기울이고, 그들의 불안감과 불만을 해소하며, 필요할 때마다 반복적인 설명을 제공하는 등 정성 어린 대응은 환자의 충성도를 높이는 핵심입니다. 이를 통해 환자가 병원을 떠나지 않도록 하는 것은 물론, 자연스럽게 병원을 추천하게 만드는 것이 병원의 역할입니다.

특히 춘천예치과는 전화를 주요 환자 관리 도구로 활용하여 단순한 콜센터 역할을 넘어, 환자의 비서처럼 모든 소통의 창구가 되는 고객충성팀을 운영하고 있습니다. 이를 통해 환자와의 신뢰를 구축하고, 환자가 느끼는 모든 불편과 불안을 최소화하며 최고의 환자 경험을 실현해 나가고 있습니다.

결론적으로, 병원을 선택하고 유지하는 환자의 심리는 매우 복합적이며, 이를 이해하고 해결하는 것이 병원의 성공적인 운영과 지속 가능한 성장의 핵심입니다.

동네 치과, 그 이상의 동네 치과

구강내과 상담실장 **이의진**

강원도 춘천, 동네 치과 상담실장 이의진입니다.

2019년, 춘천예치과에 입사한 후 처음으로 송호용 원장님을 따라 여러 세미나에 참석했던 기억이 아직도 생생합니다. 연단에 선 원장님이 무척 멋있어 보였고, 낯설지만 흥미로웠던 우리 병원 이야기를 들으며 참 많은 자극을 받았습니다. 그때 느꼈던 설렘은 지금까지도 제가 이곳에서 일하는 원동력이 되어 주고 있습니다. 송호용 원장님은 항상 자신을 '강원도 춘천, 작은 지역의 동네 치과 의사'라고 소개하셨습니다. 발표 자료를 보면 체어도 많고 매출도 나쁘지 않은 병원이었지만, 소개는 몇 년째 똑같았습니다. 저는 그 '동네 치과'라는 말이 의미하는 것이 무엇인지 한동안 잘 몰랐습니다. 하지만 요즘 저는 외부에서 저를 소개할 일이 생기면 망설임 없이 말합니다. '저는 춘천에 있는 동네 치과 상담실장 이의진입니다'라고요.

그 말의 의미를, 저는 지금에야 조금씩 알아가고 있습니다. 특히 구강내과의 홍용재 원장님과 함께 일하며 그 의미는 더 깊어졌습니다. 홍 원장님은 영서지방에 유일하게 개원한 구강내과 전문의입니다. 겉으로는 조용한 분이지만, 대학병원과 지역 병원 사이의 '다리' 역할을 누구보다 성실히 해내시는 분입니다. 환자 상태가 일정 기간 호전되지 않거나 의심이 될 경우, 홍 원장님은 주저하지 않고 대학병원으로의 검사를 권유하십니다. 그것이 오히려 환자의 불안을 덜어 주는 방법이라는 걸, 저는 여러 사례를 통해 배웠습니다.

진료라는 것이 꼭 눈에 보이는 것만을 다루는 일은 아니더군요. 특히 구강내과 환자는 겉으로는 멀쩡해 보여도, 마음속 깊은 불안을 안고 병원을 찾는 분이 많습니다. 원장님은 그들의 마음까지 어루만지는 태도로 환자를 대하십니다. 정확한 진단과 꾸준한 모니터링 그리고 필요한 순간에는 과감하게 대학병원과의 연결고리를 제시하는 그 진료 스타일은, 결국 환자로 하여금 '이 사람이 내 주치의다'라는 신뢰를 갖게 만듭니다.

2011년 사랑니 발치 후 통증을 호소하며 내원했던 한 환자분에게, 원장님은 '대학병원에 가보시라'고 조언했습니다. 그 후 연락이 없었기에 잊고 있었는데, 2022년에 그 환자분이 다시 오셨습니다. 구강암 수술을 받은 상태였고, 반대편 임플란트 치료를 위해 오신 그분은 '그때 원장님이 제 병을 알아봐 주셨으니까요'라고 하셨습니다. 얼마나 큰 결심이었을지, 상담실에서 함께 이야기를 나누며 저도 덩달아 마음이 먹먹해졌습니다.

또 한 분, 올해 82세 되신 여성 환자분은 골다공증 주사를 맞으며 임플란트를 식립했던 부위에 염증이 생겨 대학병원으로 전원하게 되었습니다. 경희대 치과병원에서 수술을 받고 돌아오셨는데, 회복도 덜 된 채 '이제는 다시 홍 원장님이 알아서 봐 주실 거니까요'라며 우리 병원을 찾아주셨습니다. 대학병원에서 '관리 치료는 다니시던 병원에서 받으세요'라고 말했기 때문입니다. 이런 환자분의 태도 속에서, 저는 홍 원장님의 진료가 얼마나 깊은 신뢰를 얻고 있는지 깨닫게 됩니다.

구강암 진단을 내렸던 의사를 다시 찾아오는 것, 대학병원 수술 후의 관리를 믿고 맡기는 것—이 모든 것이 동네 치과에서 가능한 일일까요? 그렇습니다. 동네 치과이지만, 전문성을 갖춘 동네 치과. 수술은 대학병원에서 하더라도, 병을 먼저 의심하고 환자의 마음을 다독이는 곳은 바로 이곳이니까요. 단순히 동네 치과라기보다 '가장 가까운 전문가'로서의 정체성을 갖춘 병원, 그것이 춘천예치과가 지향하는 '동네 치과 이상의 동네 치과'라고 생각합니다. 그리고 그 곁에서 일하는 제가 이런 이야기를 들려줄 수 있음이 참 감사한 일이죠.

상담실장이 된 지도 벌써 몇 해가 흘렀습니다. 결혼도 하고 아이도 낳아 이제는 아이가 초등학교에 입학했습니다. 병원에 오시는 환자들이 제 아이의 안부를 물어주시고, 성장을 함께 지켜봐 주십니다. 동네 학원 정보를 공유하고, 맛집 이야기를 나누고, 아이 키우는 이야기에 공감해 주는 이 직장이 저는 참 좋습니다. 환자분이 먼저 인사해 주시고, 이름을 기억해 주시며 '오늘은 잘 지냈어요?'라고 물어 주실 때마다 이 병원은 그냥 '병원'이 아니라는 생각이 듭니다.

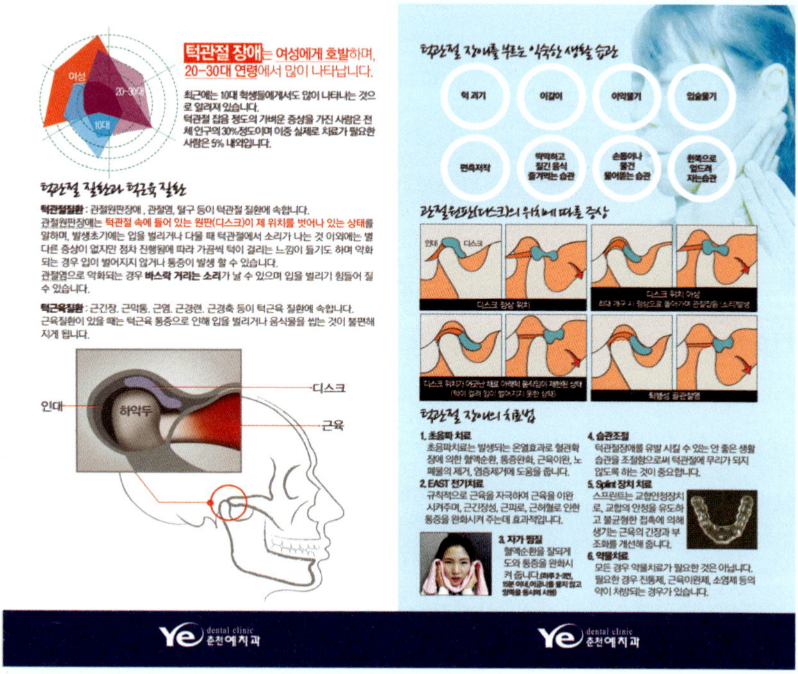

구강내과 영역에 대한 인식이 아직 부족해서 악안면통증으로 고생하시는 분들이 치료를 잘 받지 못하는 경우가 많습니다. 춘천예치과는 지속적으로 구강내과에 대한 안내를 시행하고 있습니다.

홍 원장님은 스스로를 '동네 치과 의사'라고 말하지는 않지만, 환자들이 그렇게 느끼는 것은 그의 전문성과 진심이 자연스럽게 만들어 낸 결과일 것입니다. 어쩌면 송호용 원장님이 오랫동안 말했던 '동네 치과'는 이런 병원을 의미했는지도 모르겠습니다. 전문적이지만 친근하고, 따뜻하지만 정확한 진료를 제공하는 곳.

그래서 저는 오늘도 자신 있게 말합니다.

'강원도 춘천 동네 치과 상담실장 이의진입니다'라고요.

고객에게 경험을 팔아라

재포스(Zappos)의 성공 비결은 단순히 신발을 판매하는 데 있지 않았습니다. 재포스는 신발 제조업체도 아니었고, 당시 온라인 쇼핑몰의 유일한 선두주자도 아니었습니다. 더욱이, 아마존이나 쿠팡과 같은 종합 쇼핑몰이 아닌 신발만을 전문으로 판매하는 전용 쇼핑몰이었습니다. 그런데도 재포스는 재구매율 75%와 순추천고객지수(NPS) 91%라는 놀라운 성과를 달성했습니다. 그 비결은 무엇일까요? 핵심은 단순히 제품이 아닌 서비스와 경험을 판매했다는 점입니다. 고객의 결정적 순간(MOT: Moment of Truth)을 늘리고, 이를 완벽하게 수행하기 위해 노력한 것입니다.

재포스가 판매한 것은 '서비스'

재포스는 누구든 상담과 반품을 위해 콜센터로 쉽게 접근할 수 있는 환경을 조성했습니다. 고객이 언제든지 안심하고 쇼핑할 수 있도록 365일 무료 반품 정책을 제공했고, 추가 배송비까지 모두 회사에서 부담했습니다. 단순히 신발을 배송하는 것으로 끝나지 않았습니다. 재포스는 고객에게 서비스와 감동을 전달했습니다. 신발이 아니라 고객의 신뢰와 충성도를 얻기 위해 노력했으며, 이를 통해 고객의 입소문으로 성장할 수 있었습니다.

결국 재포스는 고객 경험에 가치를 담아 전달했고, 이는 고객 충성도의 상승이라는 결과로 이어졌습니다.

병원도 경험을 팔아야 한다

병원(치과, 정형외과, 한의원, 성형외과 등) 역시 마찬가지입니다. 이제는 단순히 '병원'이라는 카테고리만으로는 고객(환자)을 끌어들이는 것이 어려워졌습니다. 진료 과목이나 치료 항목으로의 차별화도 오래가지 않습니다. 왜냐하면 오늘날 환자는 진료내용을 비교할 수 있는 수많은 플랫폼과 커뮤니티에 쉽게 접근할 수 있기 때문입니다.

환자 경험 관리의 중요성

'이제는 환자의 경험을 관리해야 할 때입니다.'

병원의 상품도 기술이나 기계 혹은 특정 진료내용만으로는 더 이상 차별화되지 않습니다. 예를 들어, 치과의 경우 임플란트를 떠올려 봅시다. 임플란트 유통사(A사, B사, C사 등)는 많고, 대부분의 치과에서 비슷한 제품과 기술로 시술을 제공합니다. 하지만 이제는 '우리 병원은 A사의 임플란트를 사용합니다'라는 식의 브랜딩만으로는 경쟁력을 갖기 어렵습니다. 기술과 기계, 제품은 빠르게 표준화되기 때문입니다.

기술로 대체할 수 없는 가치: 사람과 경험

환자 경험은 기술로 대체할 수 없는 병원의 핵심 자산입니다. 사람들이 '이 병원은 이상하게 편안하다', '이 직원은 만나면 기분이 좋아진다', '이곳은 다시 오고 싶다'고 느낄 수 있는 경험을 설계해야 합니다.

병원에서 경험을 판매하는 방법

① **편안한 공간:** 진료 전 대기 시간, 치료 후 회복 공간까지 환자가 병원에서 보내는 모든 순간을 환자가 편안하게 느낄 수 있도록 설계합니다.

② **사람 중심의 서비스:** 의료진과 직원의 따뜻한 태도와 관심이 환자에게 깊은 인상을 남깁니다. 기술적으로 동일한 서비스를 제공하더라도 이를 대하는 태도와 방식은 각 병원만의 고유한 차별화를 만들어 냅니다.

③ **긍정적 기억 설계:** 환자와의 모든 접점에서 긍정적인 인상을 남기는 것이 중요합니다. 환자가 '이 병원은 내 이야기를 잘 들어 준다'는 느낌을 받을 때, 신뢰와 충성도가 높아집니다.

④ **환자의 여정을 함께한다는 느낌:** 치료 전·후로 환자의 상태를 세심히 관리하며, 환자가 병원을 떠난 이후에도 지속적으로 연결되어 있다는 인상을 주는 것이 중요합니다.

병원의 성공은 단순히 뛰어난 치료 기술이나 최신 장비에만 달려 있지 않습니다. 환자가 병원에서 느끼는 전체적인 경험이 병원의 가치를 결정합니다.

춘천예치과는 '환자 중심의 최고의 경험'을 설계하며, 기술과 서비스의 균형을 통해 환자에게 편안함과 신뢰를 제공하고 있습니다. 병원이 제공하는 경험이 곧 브랜드가 되고, 환자가 다른 사람에게 병원을 추천하는 이유가 됩니다. 결국, 병원이 지속적으로 성장하고 발전하기 위해서는 환자 경험을 최우선으로 생각하는 태도가 필수적입니다.

Smart와 Smile: 의료서비스의 새로운 표준

의료서비스의 질을 높이기 위해 'Smart'와 'Smile'은 필수적인 요소입니다. Smart는 체계적이고 효율적인 서비스를 통해 환자에게 신뢰를 주고, Smile은 따뜻한 정서적 연결로 감동을 선사합니다. 특히 현대 병원에서는 Smile의 힘이 더욱 중요해지고 있습니다. 이는 환자 경험의 핵심 요소로, 단순히 친절한 태도를 넘어 환자와의 관계를 형성하고 충성도를 높이는 데 필수적입니다.

Smile의 힘: 단순한 미소 이상의 가치

① **환자 접점에서의 미소:** 병원을 방문하는 환자는 불안하고 낯선 환경에 놓여 있습니다. 이때 데스크에서 환자를 맞이하는 직원의 미소는 병원에 대한 첫인상을 좌우합니다. 환자가 예약 문제로 불만을 제기할 때조차 진심 어린 미소와 공감이 동반된다면, 환자는 자신이 존중받고 있다고 느낄 것입니다. 이런 태도는 병원에 대한 신뢰를 구축하고 환자의 경험을 긍정적으로 전환시킵니다.

예를 들어, 춘천예치과는 데스크 직원이 환자를 맞이할 때 밝은 미소와 함께 '오늘도 좋은 하루 보내세요'라는 인사로 환자에게 따뜻한 첫인상을 남기도록 교육하고 있습니다. 이는 단순한 형식이 아니라 환자 중심의 서비스를 실천하는 중요한 첫걸음입니다.

② **치료 과정에서의 미소:** Smile은 치료 과정에서도 환자의 마음을 안정시키는 데 큰

역할을 합니다. 의료진의 미소는 긴장감을 낮추고 치료 협조를 유도합니다. 예를 들어, 치과 진료 중 환자가 불안해할 때 의사가 '걱정하지 마세요. 곧 끝납니다'라며 미소를 짓는다면, 환자는 안도감을 느끼고 더 편안하게 치료를 받을 수 있습니다. 춘천예치과는 특히 어린이 환자를 위한 치료 경험을 설계할 때 Smile의 힘을 활용했습니다. 진료 중간에는 아이에게 잠깐의 휴식 시간을 제공하며 칭찬 스티커를 주고, 치료 후에는 작은 선물을 건네며 긍정적인 분위기를 조성했습니다. 이러한 세심한 배려는 병원 방문에 대한 두려움을 줄이고, 아이들에게 병원에 대한 긍정적인 기억을 갖게 했습니다.

③ **치료 이후의 미소:** Smile은 환자가 병원을 떠날 때도 중요합니다. 치료가 끝난 후 의료진이 '오늘 치료 잘 받으셨어요? 다음에 뵙겠습니다'라고 미소를 지으며 환자를 배웅한다면, 환자는 병원에서 받은 모든 경험을 긍정적으로 기억할 것입니다. 춘천예치과는 치료 후 데스크에서 '다음 방문도 편안하게 오세요'라고 인사를 건네는 것을 기본 원칙으로 삼고 있습니다. 이는 환자와 병원 사이의 신뢰를 쌓는 마지막 접점으로, 환자 충성도를 높이는 데 기여합니다.

Smile로 설계한 최고의 환자 경험

춘천예치과는 Smile을 중심으로 한 환자 경험 설계를 통해 환자 충성도를 강화하고 있습니다. 특히 코로나19 팬데믹 동안에도 Smile을 활용한 환자 관리로 긍정적인 성과를 거두었습니다.

진료 전·후의 소통 강화

병원은 진료 전·후에 전화나 메시지로 환자와 소통하며, 환영의 미소로 환자를 맞이하는 것을 강조했습니다. 이를 통해 환자는 자신이 병원의 중요한 일부로 대우받고 있다는 느낌을 받았습니다.

어린이 환자 중심 서비스

어린이 환자에게는 Smile과 함께 칭찬과 보상을 제공하여 병원 방문에 대한 두려움을 없앴습니다. 이는 아이들이 병원에 대한 긍정적인 기억을 형성하는 데 크게 기여했습니다. 춘천예치과는 어린이가 치과 치료를 자연스럽게 받아들일 수 있도록 치과의 친근함을 강조하고자 노력했습니다. 어린이 치과 체험을 통해 치과에서 일어나는 일을 간접적으로 느낄 수 있도록 했습니다. 어렸을 때부터 치과에 대한 친근감을 가지는 것은 평생 건강한 치아를 유지하는 중요한 시작점이기 때문입니다. 20년 동안 소아치과를 운영하면서 지속적으로 어린이 구강 건강을 위해서 노력하고 있습니다.

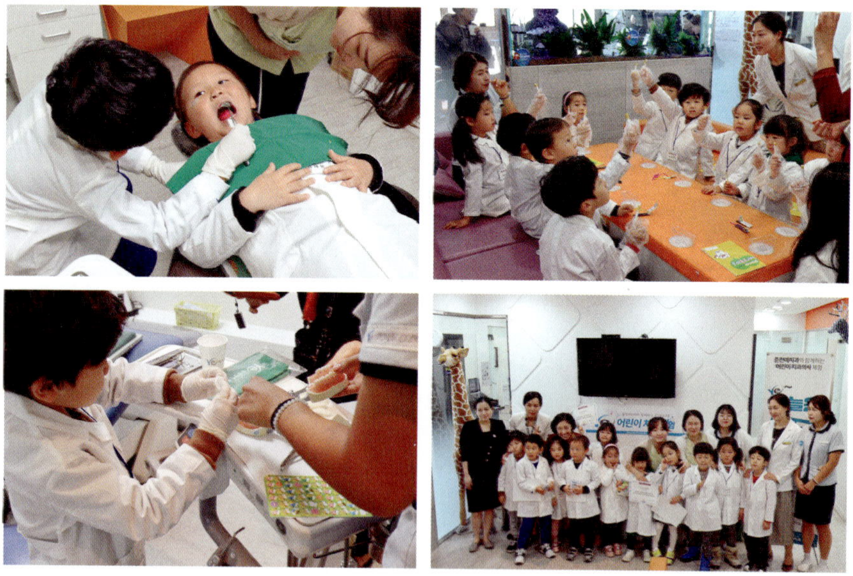

어린이 치과 체험을 통해 치과에서 일어나는 것을 간접 체험합니다. 이를 통해 치과에 친근감을 가지고 평생 건강한 치아를 유지할 수 있는 습관을 가지도록 노력하고 있습니다.

아이들과 함께 걷는 길

소아치과 실장 **김가영**

예치과와 함께한 시간

벌써 제 나이가 마흔넷입니다. 춘천예치과는 저의 20대, 30대, 40대를 함께한 소중한 공간입니다. 뜨겁고 즐겁고 행복했던 순간들, 때로는 가슴 아팠던 시간까지, 모두 선명하게 남아 있습니다.

20대 초반, 인천에서 직장생활을 하던 저는 고향 춘천으로 돌아가고 싶다는 간절한 마음을 품고 있었습니다. 그러던 중 '예치과'가 생긴다는 소식을 접했고, 이미 직원 모집은 끝났지만 간절한 마음으로 메일을 보냈습니다. 다행히 김동석 원장님의 답장을 받아 면접 기회를 얻게 되었습니다. 송호용 원장님, 김동석 원장님과의 첫 만남은 낯설기보다 따뜻했고, 면접 후 원장님들과 함께 직원식당에서 잔치국수를 먹으며 저는 예치과의 가족이 되었습니다.

예치과에서의 20대는 열정 그 자체였습니다. 늦은 시간까지 진료를 돕고, 회의하고, 청구 업무를 하며 바쁜 나날을 보냈습니다. 하지만 그 바쁜 일상 속에서도 제 이야기에 귀 기울여주고, 존중해 주는 분위기 덕분에 저는 병원을 아끼고 사랑하게 되었습니다. 뜻밖의 인연도 예치과에서 만났습니다. 치기공실에서 일하던 지금의 남편과 함께 일하게 되었고, 결국 사랑과 결혼으로 이어졌습니다. 일과 사랑, 모두 예치과 안에서 피어난 소중한 인연입니다.

엄마가 된 후에는 또 다른 고민이 찾아왔습니다. 아이의 성장을 곁에서 지켜보고 싶었지만, 동시에 커리어를 포기하고 싶지도 않았습니다. 당시에는 육아와 일을 병행할 수 있는 탄력근무 제도가 흔치 않았지만, 예치과는 저에게 새로운 길을 열어주었습니다. 이영란 원장님과 함께 주 3일 근무를 시작하며, 일과 육아를 균형 있게 병행할 수 있었고, 지금은 세 아이의 엄마가 되었습니다.

소아치과에서 아이들과 함께

현재 저는 소아치과 팀의 실장으로 일하고 있습니다. 세 아이를 키운 경험은 소아치과 진료에 큰 도움이 되고 있습니다. 아이의 마음을 이해하고, 부모님의 걱정을 함께 나누며, 어린이 환자의 작은 변화에도 민감하게 반응할 수 있게 된 것은 엄마로서의 경험 덕분입니다.

춘천예치과 소아치과는 단순히 어린이 환자만을 치료하는 공간을 넘어, 지역사회의 건강한 미래를 만드는 중요한 역할을 하고 있습니다. 유치는 어차피 빠질 치아라고 생각할 수 있지만, 유치는 성장이 완성되기 전까지 음식을 씹고, 발음을 형성하며, 영구치가 제대로 자리 잡을 수 있도록 공간을 확보하는 매우 중요한 역할을 합니다. 만약 유치를 방치해 충치가 심해지면 발육 부진이나 영구치 맹출 장애를 초래할 수 있습니다. 또한 부정교합은 초기에 발견하고 교정해야 합니다. 성장기에 간단히 조정할 수 있는 작은 교정 조치가 성인이 된 후의 큰 교정치료나 수술을 예방할 수 있습니다. 어릴 때부터 구강호흡, 손가락 빨기, 입술 깨물기와 같은 안 좋은 습관도 조기에 발견하여 교정해 주어야 턱과 치열의 정상 성장을 도울 수 있습니다. 잇솔질 교육 또한 매우 중요합니다. 어린 시절부터 올바른 양치습관을 갖게 되면 평생 구강 건강을 지킬 수 있습니다.

한번 형성된 생활습관은 쉽게 바뀌지 않기 때문에 소아기 때 치과 위생교육이 필수적입니다. 무엇보다도, 어린 시절의 치과 경험이 평생 치과에 대한 인식을 좌우합니다. 어릴 때 치과에 대한 두려움이 생기면 성인이 되어도 치과를 기피하게 되고, 이는 건강 전반에 악영향을 미칠 수 있습니다. 따라서 소아치과에서는 공포심을 줄여 주고, 치과를 친숙하고 편안한 공간으로 기억할 수 있도록 돕는 것이 무엇보다 중요합니다.

춘천예치과 소아치과는 이를 위해 꾸준히 다양한 노력을 하고 있습니다. 어린이를 대상으로 '어린이 치과 체험 프로그램'을 운영하여, 진료 체어에 앉아보거나 모형 치아에 스케일링을 해 보는 등 놀이처럼 치과를 체험하게 합니다. 또한 매년 어린이날에는 구강보건교육 행사와 축제를 열어, 양치질 교육, 구강검진, 스티커 게임 등 즐거운 프로그램을 진행하며 치과와 친숙해질 수 있는 기회를 제공합니다. 아이들은 치과에 대한 긍정적인 경험을 통해 건강한 치아 습관을 형성하고, 치과를 무서운 곳이 아닌 신뢰할 수 있는 공간으로 받아들이게 됩니다.

3세 무렵부터 소아치과를 정기적으로 방문했던 아이가 이제는 20살이 넘어 성인이 되어도 다시 찾아오는 모습을 볼 때, 소아치과에서 일하는 저로서는 이루 말할 수 없는 보람을 느낍니다. 춘천예치과 소아치과는 아이의 건강한 미래를 위한 든든한 출발점이 되고자 합니다. 그리고 저 역시 20대의 열정, 30대의 감사함, 40대의 애정으로 이곳을 함께 지켜나가고 있습니다.

직원의 Smile 교육

춘천예치과는 Smile을 단순히 친절한 표정으로만 간주하지 않습니다. 직원이 환자와의 모든 접점에서 Smile을 통해 정서적 연결을 만들고, 환자 경험을 개선할 수 있도록 체계적인 교육을 실시하고 있습니다.

Smart가 병원의 체계와 효율성을 책임진다면, Smile은 환자와의 연결과 감동을 책임집니다. 춘천예치과의 사례는 Smile이 단순한 친절의 표현을 넘어 병원 운영에 실질적인 성과를 가져올 수 있음을 보여줍니다. Smile은 환자 충성도를 높이고, 병원의 지속 가능성을 강화하며, 더 나아가 지역사회에서의 신뢰를 구축하는 핵심 요소입니다.

의료서비스가 기술과 데이터 중심으로 발전하는 오늘날에도, 따뜻한 미소와 친절한 마음이야말로 환자의 마음을 움직이는 가장 강력한 도구임을 기억해야 합니다. 'Smart'와 'Smile'의 조화를 통해 병원은 진정한 의미의 성공을 이룰 수 있을 것입니다.

환자의 필요를 최우선으로

병원에서 진정한 친절은 환자를 불안하지 않게 만드는 데서 시작됩니다. 이 철학을 바탕으로 춘천예치과는 환자와의 소통을 강화하기 위해 특별한 전화 관리 제도를 도입했습니다. 병원 전체 콜 관리를 담당하는 고객충성팀과 환자 전담 실장에게 업무용 스마트폰을 제공하고, 환자와의 상담에 필요한 모든 자원을 지원했습니다. 심지어 전화 요금이 많이 나오는 경우에도 칭찬과 격려로 직원의 노고를 인정했습니다.

스마트폰으로 연결된 소통의 다리

환자는 자신의 상태에 대한 질문이나 예약 변경을 위해 실장에게 직접 연락할 수 있습니다. 병원에서 전담 실장의 스마트폰은 단순한 통화 도구 이상의 역할을 합니다. 환자와 실장 간의 양방향 소통 채널로, 부족하거나 오해가 생길 여지가 있는 상담 내용을 보충하고, 필요한 경우 실장이 먼저 환자에게 전화를 걸어 상황을 설명하거나 문자를 보냅니다.

많은 병원이 이런 전화 제도를 도입하려 시도했지만, 일부는 체계적으로 운영하지 못하고 SNS나 실장 개인 폰에 의존하며 흐지부지되기도 했습니다. 그러나 춘천예치과는 이 제도를 뿌리내리기 위해 시스템적으로 지원하고, 직원이 자율적으로 책임감을 가질 수 있는 환경을 조성했습니다.

미소 뒤의 조각

실장 **황지은**

2007년 11월의 어느 날, 난처한 표정의 다른 팀 실장님이 저희 팀을 찾아왔습니다. 한 환자를 리퍼하고 싶다는 것이었습니다. 치료에 불만이 많아 다른 병원으로 옮기겠다고 으름장을 놓고 있었고, 당시 개원한 지 얼마 되지 않아 한 명의 환자도 소중했던 병원으로서는 해결이 시급한 상황이었습니다. 저는 고민 끝에 그 환자의 치료를 맡기로 했습니다.

환자는 60대 후반의 남성으로, 첫인상부터 쉽지 않은 분이라는 느낌을 받았습니다. 깊게 파인 주름과 찡그린 미간 그리고 온몸에 배어 있는 담배 냄새는 그가 까다롭고 엄격한 사람임을 암시했습니다. 첫 대면에서 저는 최대한 친절하게 인사를 건넸지만 돌아온 반응은 냉담했습니다. 그는 간호사와는 대화하지 않겠다며 원장님과만 이야기하겠다고 했습니다. 비록 절차상 맞지 않는 요구였지만, 환자와의 갈등을 피하기 위해 원장님께 상황을 설명드렸고 원장님은 환자와 직접 상담을 진행하셨습니다.

원장님은 환자의 불만 사항을 꼼꼼히 들으며 그의 요구에 맞춰 보철물을 새로 제작하기로 약속했습니다. 하지만 이후에도 환자는 계속해서 불만을 제기하며 거의 매일 병원을 찾았습니다. 그는 다른 병원의 치료와 비교하며 개선된 점이 없다고 주장했고, 보철물에 대해 끊임없이 비판했습니다. 원장님은 치아 교합과 형태에 대해 상세히 설명하며 이해를 구했지만 환자의 마음을 돌리기는 쉽지 않았습니다.

환자의 불만을 조금이라도 덜어드리기 위해 저는 제 개인 번호를 알려드렸습니다. 병원으로 연락하기 불편할 때 언제든지 저에게 직접 전화를 걸라고 말했습니다. 그 후로 환자는 시도 때도 없이 전화를 걸어왔습니다. 그는 불만 사항을 한 번에 30분에서 1시간씩 털어놓았고, 때로는 밤늦게 술에 취한 상태로 전화하기도 했습니다. 솔직히 이런 과정은 저에게 심리적, 육체적으로 큰 부담이었습니다. 하지만 환자와의 약속을 지키는 것이 중요하다고 생각했습니다.

그 시간은 결코 쉽지 않았습니다. 남편과 가족은 제가 너무 무리하고 있다며 걱정했지만, 저는 환자의 신뢰를 얻기 위해서라면 감내해야 한다고 믿었습니다. 시간이 지나면서 환자의 전화 횟수는 줄어들었고, 병원 방문 빈도도 감소했습니다. 그의 말투는 한결 부드러워졌고 전화 대신 문자를 보내는 일이 많아졌습니다.

어느 날, 환자는 저에게 편지와 그림을 선물로 주었습니다. 그제야 저는 그가 은퇴한 미술 선생님이었고, 조각과 공예에 깊은 애정을 가진 분이라는 사실을 알게 되었습니다. 그는 자신의 전공이 치아의 형태와 교합에 대한 집착으로 이어졌다고 고백하며, 그동안 저에게 많은 불편을 끼쳐 미안하다는 말을 전했습니다. 그 순간, 그의 행동 뒤에 숨겨진 이유를 이해하게 되었고 환자와의 관계는 한층 깊어졌습니다.

이후 우리는 최종 보철물을 함께 제작하기로 했습니다. 환자는 적극적으로 과정에 참여하며 만족감을 느꼈습니다. 그리고 마침내 완성된 보철물을 받았을 때 환자는 환하게 웃으며 진심으로 감사를 표했습니다. 그 후로 그는 정기검진을 위해 6개월에 한 번씩 병원을 찾았고, 이전보다 훨씬 밝아진 표정으로 병원에 왔습니다.

하지만 마지막 검진에서는 그의 건강 상태가 좋지 않음을 알게 되었고, 저는 내과 검진을 권유했습니다. 몇 달 후, 환자는 원장님과 저에게 각각 조각상을 선물했습니다. 그것은 환자와 의료진이 함께 만들어 낸 노력의 결과물이자 서로 간의 신뢰와 존중을 상징하는 작품이었습니다.

그 환자는 자신의 마지막 힘을 다해 그 선물을 준비했다고 했습니다. 그의 선물과 함께 전한 감사의 마음은 제게 평생 잊지 못할 소중한 경험으로 남았습니다. 미술 선생님이었던 그는 단순히 보철물이 아니라 진심과 노력으로 완성된 결과물을 원했던 것입니다. 그리고 그가 남긴 조각상은 그 과정의 아름다운 결실을 보여주는 상징이 되었습니다.

그 경험은 저에게 환자와의 소통이 단순한 치료를 넘어 얼마나 깊은 관계를 만들어 낼 수 있는지를 다시금 깨닫게 해 주었습니다. 때로는 힘들고 지치는 과정이었지만, 그 모든 노력은 환자의 마음을 열고 신뢰를 쌓는 데 필요한 여정이었습니다. 저는 이 경험을 통해, 환자와 함께 만들어 가는 시간이야말로 진정한 의료의 가치임을 느꼈습니다.

황지은 실장은 이 제도의 모범적인 사례로 꼽힙니다. 그녀는 개인적으로 관리하는 환자 수가 수백 명에 달하며, 때로는 환자에게 병원의 어느 원장보다도 더 많은 선물을 받습니다. 이는 환자가 그녀의 진심 어린 소통과 배려를 인정하고, 병원에 대한 신뢰로 이어졌기 때문입니다.

황 실장은 환자와 소통할 때 단순히 업무적 관계를 넘어 그들의 이야기를 깊이 듣고, 기억하며, 해결책을 함께 찾아갑니다. 특히, 까다로운 성격을 가진 환자일수록 그녀의 공감과 이해에 큰 감동을 느낍니다. 자신이 다른 곳에서 환영받지 못했던 경험이 많을수록 황 실장의 따뜻한 대화와 지속적인 관리에 더욱 감사하는 모습을 보입니다.

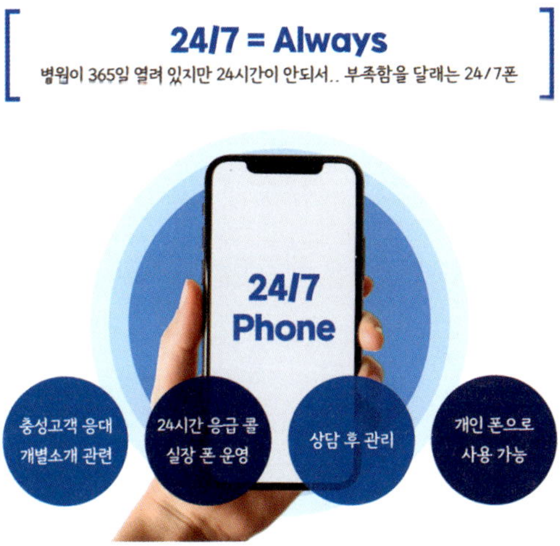
24/7 = Always
병원이 365일 열려 있지만 24시간이 안되서.. 부족함을 달래는 24/7폰
24/7
Phone
충성고객 응대
개별소개 관련
24시간 응급 콜
실장 폰 운영
상담 후 관리
개인 폰으로
사용 가능

그녀의 스마트폰은 단순한 업무 도구가 아닌, 환자와의 사적인 소통의 채널로 자리 잡았습니다. 진료 중 다른 환자와의 약속도 중요하지만, 진료 시간 이후에도 그녀는 환자의 이야기를 들어 주며 그들의 불안을 덜어 줍니다. 이는 환자에게 병원이 자신을 끝까지 책임지고 있다는 신뢰감을 심어 줍니다.

24시간 소통의 도전과 효과

병원이 이런 24시간 소통 시스템을 도입했을 때, 초기에는 많은 저항이 있었습니다. 요즘처럼 근무 시간 외의 단체 대화나 개인 대화가 직장 내 괴롭힘으로 간주될 수 있는 시대에, 업무용 스마트폰을 통해 환자와 소통하는 것은 직원에게 큰 부담으로 다가왔습니다. 그러나 병원은 이를 단순한 업무가 아닌, 환자 중심의 서비스 혁신으로 자리 잡게 만들었습니다.

환자의 필요를 최우선으로 생각하는 이 체계는 직원의 노력과 헌신 없이는 불가능했을 것입니다. 하지만 시간이 지나면서 이 제도는 환자에게 병원의 진정성을 전달하고, 신뢰와 만족도를 높이는 데 크게 기여했습니다.

환자 경험의 차별화: 기억하고, 이해하고, 연결하다

병원의 의료 기술이나 설비는 대개 표준화되어 있지만, 환자의 이야기를 들어주고 그들의 경험을 기억하며 진심으로 소통하는 사람은 흔치 않습니다. 환자 경험의 차별화는 바로 이런 세심한 배려와 공감에서 시작됩니다. 춘천예치과는 '환자가 필요할 때 언제든 연결될 수 있다'는 믿음을 심어 주는 동시에, 직원이 이러한 소통 방식에서 자부심을 느낄 수 있는 환경을 만들어 가고 있습니다. 이는 병원이 단순히 치료를 제공하는 공간을 넘어, 환자와의 깊은 신뢰와 유대가 형성되는 곳으로 자리 잡게 만듭니다.

'환자의 필요를 최우선으로'라는 병원의 원칙은, 오늘도 황지은 실장을 비롯한 직원들의 헌신을 통해 구체화되고 있습니다. 환자와 직원 모두가 만족을 느끼는 병원의 성공적인 모델이 여기에 있습니다.

직원 경험과 환자 경험: 리더십과 기대감의 결합

춘천예치과는 환자 경험을 최우선으로 하는 병원 문화를 구축하며, 리더십의 솔선수범과 직원의 긍정적인 결과 기대감이 결합된 성공 사례를 만들어 냈습니다. 특히, 고객충성팀을 통해 환자와의 소통을 강화하고, 실장들에게 업무 폰을 제공해 24시간 환자를 관리할 수 있는 체계를 도입한 것은 병원의 혁신적 접근 방식을 보여줍니다. 이러한 변화는 리더와 직원의 협력이 어떻게 병원의 서비스 품질을 향상시키고, 환자 경험을 극대화할 수 있는지를 잘 보여줍니다.

리더의 솔선수범: 새로운 문화를 이끌다

새로운 정책을 도입하거나 변화를 실행할 때 리더의 솔선수범은 조직에 긍정적인 변화를 가져오는 강력한 동력입니다. 춘천예치과의 리더들은 콜 관리와 업무 폰 도입이라는 새로운 시스템을 구축하며 자신들이 먼저 행동으로 보여줬습니다. 병원은 환자 경험을 극대화하기 위해 기존의 콜센터 시스템을 강화했지만, 단순히 시스템을 강화하는 것만으로는 부족함을 인지했습니다. 환자와의 소통을 진정성 있게 수행하려면 리더가 먼저 환자와 직접 소통하며 새로운 소통 문화를 보여줘야 했습니다. 리더가 직접 업무 폰으로 환자와 연락하며 불편함을 듣고, 문제를 해결하는 모습을 본 직원들은 자연스럽게 이러한 태도를 본받았습니다. 이러한 솔선수범은 조직 내 신뢰를 형성하고, 직원도 더 나은 서비스를 제공하기 위해 적극적으로 참여하도록 만드는 기폭제가 되었습니다.

직원의 결과 기대감: 경험에서 배우다

리더의 행동을 본 직원들은 자신들의 행동이 어떤 결과를 가져오는지 스스로 경험하게 되면서 긍정적인 변화를 체감했습니다. 업무 폰을 통해 환자와 더 많이 소통하고 환자의 니즈를 충족시킴으로써 환자로부터 칭찬, 감사 메시지 그리고 선물까지 받는 경험은 직원들에게 큰 동기부여가 되었습니다.

결과적으로, 이러한 경험은 직원으로 하여금 자신의 업무가 병원의 성과뿐만 아니라 개인적인 성취감으로도 이어질 수 있다는 자신감을 심어줬습니다. 특히, 환자 관리 과정에서 얻은 긍정적인 피드백은 직원들이 자신의 역할에 대한 자부심을 느끼게 했고, 이러한 자부심은 업무의 질과 병원의 서비스 품질 향상으로 이어졌습니다.

성과 가로채기 없는 공정한 인정

리더가 주의해야 할 것은 성과 가로채기를 방지하는 것입니다. 병원 경영에서 성공적인 변화는 직원의 노력에서 비롯됩니다. 그들의 노고가 제대로 인정받지 못하거나 리더가 성과를 가로채는 상황이 발생한다면, 직원은 더 이상 새로운 시도를 하거나 긍정적인 변화를 이끌어 내려 하지 않을 것입니다.

춘천예치과는 이러한 문제를 방지하기 위해 성과를 투명하게 인정하고 공유하는 문화를 조성했습니다. 직원이 성과를 인정받고 주인공으로 만들어질 때, 그들은 자신의 역할을 더욱 진지하게 받아들이고 긍정적인 행동을 반복하려는 동기를 얻게 됩니다.

환자와의 소통 강화: 고객충성팀의 역할

춘천예치과는 고객충성팀을 구성해 환자 경험 개선에 중점을 두었습니다. 고객충성팀은 단순히 환자의 불편을 처리하는 콜센터의 역할을 넘어 환자와 병원을 연결하는 다리 역할을 합니다. 환자의 문제를 신속히 해결하고 개별 환자의 니즈를 분석해 맞춤형 서비스를 제공하는 데 주력했습니다.

예를 들어, 환자가 예약 변경이나 진료 후 문의 사항으로 실장에게 연락하면 실장은 즉각적으로 응대하거나 추가적인 설명이 필요할 경우 먼저 환자에게 연락을 취합니다. 이러한 소통 방식은 환자에게 신뢰를 주며 병원이 환자를 진심으로 대하고 있다는 인식을 심어 줍니다.

리더십과 기대감의 시너지: 병원의 미래

춘천예치과의 사례는 리더십의 솔선수범과 직원의 결과 기대감이 결합될 때 병원 문화에 얼마나 긍정적인 변화가 일어날 수 있는지를 잘 보여줍니다. 리더는 행동으로 본보기를 보이며 조직의 방향성을 제시했고, 직원은 자신의 노력이 환자와 병원 모두에게 긍정적인 영향을 미친다는 것을 직접 경험했습니다.

결과적으로, 춘천예치과는 단순히 환자 경험을 개선한 것이 아니라 환자와 직원 모두가 만족할 수 있는 문화를 조성하며, 병원 전체의 서비스 품질을 향상시켰습니다. 이는 병원의 지속적인 성장과 성공에 중요한 기반이 되고 있으며, 앞으로도 어떠한 새로운 정책이나 아이템에도 적용 가능한 성공 모델로 자리 잡았습니다.

환자가 OK 할 때까지 설명하기

의료서비스에서 환자와의 소통은 단순한 정보 전달을 넘어, 환자의 불안을 해소하고 신뢰를 형성하는 핵심 요소입니다. 건강보험심사평가원의 자료에 따르면, 환자들은 의료진과의 소통에 대체로 만족하면서도 부족한 정보 제공에 대한 불만을 가장 많이 제기하고 있습니다. 이를 해결하기 위해 춘천예치과는 환자가 이해할 때까지 설명하는 프로세스를 설계하고 실행하고 있습니다. 이는 환자 중심의 병원 운영 철학과 깊이 연결되어 있습니다.

설명은 신뢰를 만든다

각 역할에서의 소통 프로세스

• 의사

환자와의 진료에서 가장 중요한 역할을 하는 의사는 진단과 치료 계획을 명확하게 설명해야 합니다. 이는 환자의 불안을 줄이고 치료 과정에서 필요한 신뢰를 구축하는 첫걸음이 됩니다.

예: "치료 과정은 단계별로 진행될 것입니다. 오늘은 첫 번째 단계로…."

• 치과위생사

위생사는 치료 이후의 관리와 환자의 구강 상태 유지에 필요한 정보를 전달합니다.

정기적인 관리와 피드백을 통해 환자는 자신의 건강 상태를 더욱 잘 이해하게 됩니다.

예: "다음 번 방문 때까지 이 구강용품을 사용하시면 잇몸 상태가 좋아질 겁니다."

• 코디네이터

코디네이터는 치료 과정과 관련된 상담을 주도하며 환자의 질문에 응대합니다. 의료진의 설명을 보완하고 예약 및 행정 사항을 안내하여 환자가 혼란을 느끼지 않도록 돕습니다.

예: "치료 예약은 2주 후가 적절하며, 이 과정에서 불편하신 점은 언제든 말씀해 주세요."

• 배너 및 시각 자료

병원 곳곳에 배치된 배너와 시각 자료는 환자가 병원 시스템과 치료 과정을 더 쉽게 이해하도록 돕습니다.

예: "환자 대기실의 배너에 치료 과정이 요약되어 있으니 참고해 주세요."

• HOME PHONE

병원과 환자 간의 소통을 강화하기 위해 전담 직원이 환자 문의를 언제든 받을 수 있도록 24시간 응대 전화를 운영합니다. 이는 환자가 병원을 신뢰하고, 필요할 때 쉽게 도움을 받을 수 있다는 안정감을 제공합니다.

설명 불일치로 인한 불안 최소화

환자는 의료진과 직원 간 설명이 다를 경우 신뢰를 잃고 불안감을 느낍니다. 이러한 상황은 환자의 예민한 상태를 악화시키고 컴플레인을 초래할 가능성이 큽니다.

예: "원장님은 이렇게 말씀하셨는데 왜 다른 설명을 하세요?" – "다시 확인하고 연락드리겠습니다."

이러한 문제를 해결하기 위해 춘천예치과는 의료진과 직원 간의 소통을 강화하고, 통일된 메시지를 전달하는 체계를 구축했습니다.

- **공통 교육:** 의료진과 직원이 동일한 치료 계획과 환자 응대 방식을 학습합니다.
- **메시지 확인:** 치료 계획 및 행정 사항에 대해 사전 협의를 통해 통일된 내용을 정리합니다.
- **원장 대변인:** 직원이 원장의 설명을 보완하고 강화할 수 있도록 충분한 정보를 제공받습니다.

이러한 체계는 의사와 직원 간의 설명 불일치를 줄이고, 환자가 병원을 신뢰하며 치료에 몰입할 수 있도록 돕습니다.

환자와 직원, 모두를 위한 설명

어떤 병원에서는 원장과 실장만 설명하도록 제한해 조용한 진료 환경을 유지합니다. 하지만 이는 환자의 다양한 요구를 충족하기 어렵게 만들며, 장기적으로 병원 운영에 부정적인 영향을 미칠 수 있습니다. 춘천예치과는 의료진과 직원 모두가 환자와 소통할 수 있는 능력을 키우는 데 중점을 둡니다. 환자를 위한 설명을 직원에게도 동일하게 제공함으로써 직원이 병원의 대변인 역할을 할 수 있도록 돕습니다.

직원 교육의 효과

- **자신감 향상:** 직원이 환자 응대에 자신감을 가지고 적극적으로 소통할 수 있습니다.

- **업무 분담:** 원장이 모든 설명을 담당하지 않아도 되어 진료 시간이 더 효율적으로 운영됩니다.
- **환자 만족도 상승:** 환자가 병원에서 일관된 설명과 친절한 응대를 받으면서 신뢰와 만족도가 높아집니다.

'환자가 OK 할 때까지 설명하기'는 단순한 환자 만족도를 넘어서, 병원의 신뢰와 평판을 구축하는 중요한 열쇠입니다. 춘천예치과의 사례는 의료진과 직원 그리고 병원 시스템이 통합적으로 환자의 이해와 신뢰를 중심으로 운영될 때, 최고의 환자 경험을 제공할 수 있음을 보여줍니다.

의료서비스의 성공은 설명이 명확하고 일관될 때 비로소 가능하며, 이는 환자와 병원 모두에게 큰 이익으로 돌아옵니다. 환자와 직원 그리고 병원 모두가 신뢰와 소통의 연결고리를 통해 성장할 수 있는 환경을 조성하는 것이 진정한 환자 중심 의료의 시작입니다.

교정치료, 인생이라는 여행의 동반자

교정2과 상담실장 **노은희**

안녕하세요, 춘천예치과 교정과에서 일하며 환자들과 동네 언니처럼 지내고 있는 노은희입니다. 오늘은 제가 교정과에서 일하면서 느낀 점과 환자와의 소소하지만 따뜻한 이야기를 나누고자 합니다.

환자를 동네 이웃처럼

춘천예치과의 원장님들은 늘 이렇게 말씀하십니다. '환자를 치료의 대상으로만 보지 말고, 정겨운 동네 이웃처럼 대해라.' 이 말은 제게 큰 가르침이 되었습니다. 그래서 환자를 단지 진료를 받는 사람으로 대하기보다, 언제든 커피 한잔하며 이야기를 나눌 수 있는 친근한 존재로 대하려 노력하고 있습니다. 이런 자세 덕분에 환자분이 저에게 마음을 열고 이야기를 들려줄 때마다 큰 보람을 느낍니다.

교정과는 특성상 환자와 보호자가 함께 방문하는 경우가 많습니다. 특히 어린 환자의 부모님과는 교정 기간 동안 긴 시간을 함께하게 됩니다. 치료가 길게는 2년 이상 지속되다 보니 단순히 얼굴을 익히는 정도를 넘어 서로의 이야기를 쌓아가게 되죠.

처음 교정과에서 일을 시작했을 때 저는 모든 것이 낯설고 어려웠습니다. 환자와 보호자의 다양한 요구와 기대를 충족시키기 위해 애썼지만, 실수도 하고 부족함을 느낄 때도 많았습니다. 그러나 원장님께서 늘 강조하시던 '환자의 이야기를 잘 들어라' 하는 말씀이 저를 이끌었습니다. 그 말씀을 마음에 새기고 환자의 목소리에 귀를 기울이기 시작했습니다.

어느 날, 감정 조절이 어려운 어머니와 아이를 담당하게 되었을 때 저는 그분의 이야기를 경청하기로 마음먹었습니다. 알고 보니 불만의 원인은 진료와는 전혀 상관없는 병원의 주차난 때문이었습니다. 저 역시 매일 출근길에 같은 문제를 겪고 있었기에 진심으로 공감하며 이야기를 들었습니다. 해결책을 제시할 순 없었지만 어머님께서는 제 공감에 마음을 열기 시작하셨습니다. 이후 그 어머님은 제게 '짧은 머리가 참 잘 어울려요'라는 칭찬까지 해 주셨고 우리는 자연스럽게 유대감을 쌓을 수 있었습니다.

교정치료는 긴 여행입니다

교정치료는 짧게는 6개월, 길게는 2년 이상 걸립니다. 그래서 저는 환자와 보호자에게 '이 치료는 긴 여행과 같다'고 말하곤 합니다. 제가 맡은 역할은 그 여정을 안내하는 여행 가이드입니다. 환자가 여행을 떠날 준비를 하고, 중간에 지치지 않도록 격려하며, 최종 목적지에 도착했을 때 만족할 수 있도록 돕는 것이죠.

이 과정에서 중요한 것은 환자와 보호자의 이야기를 듣고, 그들의 기대와 걱정을 이해하는 것입니다. 처음에는 이 일이 버겁게 느껴질 때도 있었지만, 시간이 지나면서 이야기를 듣는 과정에서 저도 성장하고 있다는 것을 느꼈습니다. 긴 치료 과정 동안 환자와 보호자와의 유대감이 깊어질수록, 저는 단순히 치료를 제공하는 직원이 아니라 그들의 여행 동반자가 된다는 것을 깨달았습니다.

환자와 함께 성장하다

교정과에서 일하면서 제가 가장 크게 배운 점은 '경청의 힘'입니다. 환자의 이야기를 진심으로 듣는 것은 단순한 대화 이상의 의미를 지닙니다. 경청은 신뢰를 쌓고, 마음의 벽을 허물며, 더 나아가 치료의 성공을 이끄는 강력한 도구입니다.

이 일을 하면서 저는 공자의 말을 자주 떠올립니다. '좋아하는 일을 하면 평생 단 하루도 일하지 않은 것처럼 느껴질 것이다.' 교정과에서의 하루하루는 제게 단순한 업무의 연속이 아니라 사람들과 함께 성장하는 여정이 되었습니다.

춘천예치과의 교정과는 단순히 교정치료를 제공하는 곳이 아닙니다. 환자와 보호자가 치료 과정에서 느끼는 설렘과 어려움을 함께 나누고, 마치 특별한 여행지로 안내하듯이 그들의 여정을 함께하는 공간입니다. 이곳에서 저는 환자와의 유대를 깊게 쌓아가며, 작은 노력이 어떻게 큰 변화를 만들어 내는지 매일 경험하고 있습니다. 환자와 보호자의 이야기 속에서 성장하며 저 자신의 가치를 확인하고 있습니다.

오늘도 저는 교정과에서 새로운 여행을 시작하는 환자와 함께, 따뜻한 동네 언니로서 그 여정을 동행합니다.

교육으로 한목소리 만들기

병원은 환자 중심의 서비스를 제공하기 위해 직원이 같은 목소리로 소통할 수 있는 체계를 마련해야 합니다. 이는 단순히 정보를 공유하는 것을 넘어 새로운 치료법, 진료 기술, 처방 내용 등에 대한 통일된 이해와 숙지가 이루어지도록 하는 것을 목표로 합니다. 춘천예치과는 이러한 체계를 구축하기 위해 교육과 실습 그리고 시각적 도구를 활용해 직원 간 소통과 환자 응대의 질을 높이고 있습니다.

교육으로 시작되는 소통의 통일

의사가 중심이 되는 교육

의사는 새로운 치료법, 진료 기술, 처방 내용에 대한 교육의 중심입니다.

- **필요성:** 새로운 치료법이 왜 도입되었고, 어떤 환자에게 적합하며, 어떤 효과를 기대할 수 있는지를 환자에게 설명하듯 직원에게 전달합니다.
- **전문성 강화:** 직원이 환자와의 대화에서 전문적인 내용을 자신감 있게 설명할 수 있도록 의사는 깊이 있는 지식과 함께 실질적인 응대 방법을 공유합니다.

중간관리자의 역할

교육 내용을 직원이 제대로 이해했는지 확인하는 중간관리자의 역할은 매우 중요합니다.

- **평가와 피드백:** 직원이 내용을 정확히 이해했는지 평가하거나, 교육 자료를 활용해 함께 연습합니다.
- **교육 자료 제작:** 교육 내용을 바탕으로 환자 친화적 자료를 제작합니다. 이는 단순히 내부 교육에 그치지 않고 환자와 보호자에게도 활용할 수 있도록 설계됩니다.

  예: 치료 과정의 단계와 기대 효과를 설명하는 일러스트와 설명문 제작

시각적 도구: 상담 보드의 활용

시각 자료의 힘

단순히 말로 설명하는 것은 쉽게 잊힐 수 있습니다.

- **직접적인 경험 제공:** 직원이 새로운 도구나 기술을 만져보고 사용해 보며 학습할 수 있도록 지원합니다.
- **시각적 설명 도구 제작:** 치료 과정, 방법 등을 한눈에 알아볼 수 있도록 상담 보드를 제작하여 환자와 보호자에게 설명합니다.

  예: 치조골 이식의 단계별 과정과 치료법을 그림으로 보여주며, 환자가 치료를 더 쉽게 이해하도록 돕는 도구

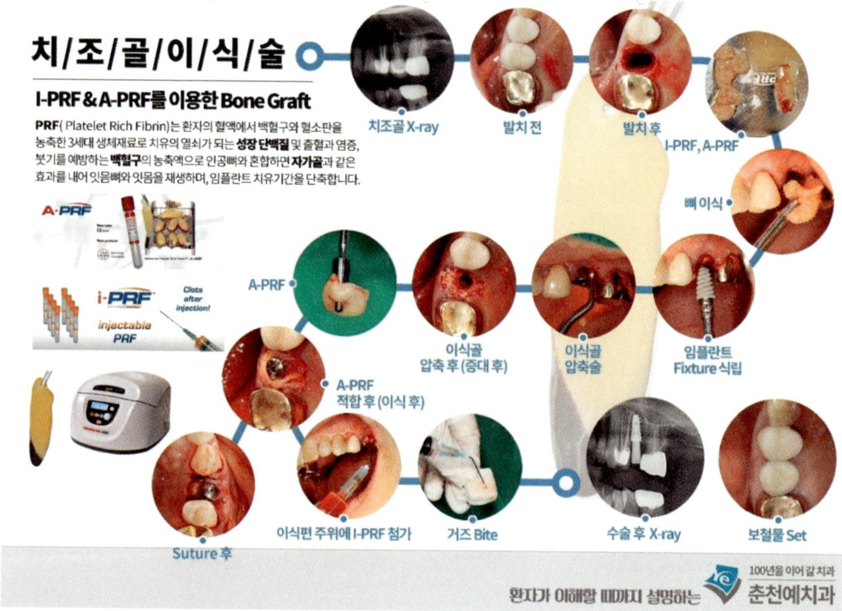

보호자 상담에서의 효과

상담 보드는 환자뿐만 아니라 보호자와의 소통에도 유용합니다.

- **보호자의 이해를 돕다:** 부모님을 모시는 자녀나 어린아이의 부모는 치료 과정에 대한 이해와 신뢰가 중요합니다. 상담 보드는 치료 과정과 비용, 결제 시기를 시각적으로 설명하여 불안을 줄이고 신뢰를 형성합니다.
- **결정의 편의성:** 보호자가 치료 결정을 내리는 데 필요한 정보를 명확히 제공하여, 환자의 만족도와 치료 동의율을 높입니다.

시간 절약과 전달력 강화

- 의료진이 환자에게 설명하는 시간을 단축하면서도 전달력은 오히려 강화됩니다.
- 병원 운영에서 효율성을 높이며 환자 경험 설계에도 긍정적인 영향을 미칩니다.

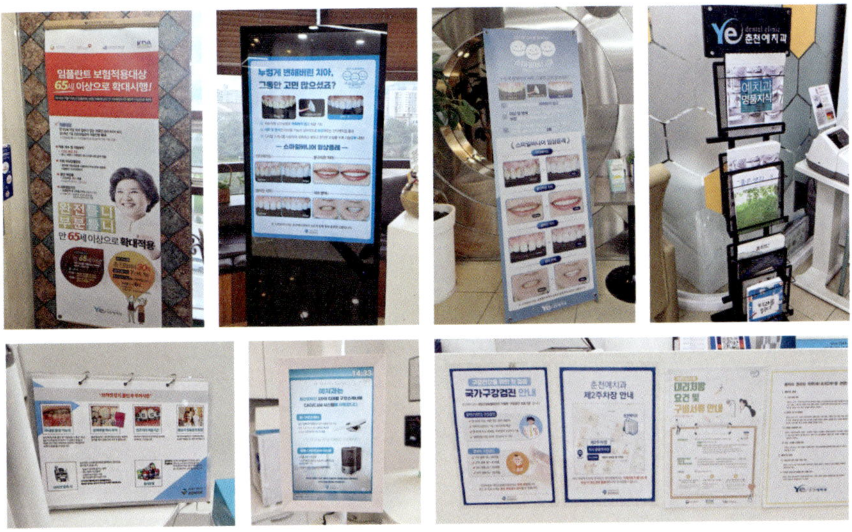
임플란트 보험적용대상
65세 이상으로 확대시행!
누렇게 변해버린 치아,
그동안 고민 많으셨죠?
춘천예치과
국가구강검진 안내
춘천예치과
제2주차장 안내

춘천예치과의 공간은 최대한 광고적 내용은 배제하고 환자의 이해를 돕기 위한 다양한 자료를 비치하고 있습니다.

환자 경험 설계와 전화 상담

상담 보드의 디지털 활용

상담 보드는 병원에서만 활용되지 않습니다.

- **전화 상담과의 연계:** 환자와 전화로 설명이 어려운 경우, 상담 보드를 문자나 메시지로 공유한 뒤 같은 시각 자료를 보며 설명을 진행합니다. 이는 환자와의 소통을 더욱 명확하게 만들어 환자의 이해도와 만족도를 높입니다.

환자와의 관계 강화

- 시각 자료는 병원과 환자 간 신뢰를 쌓는 데 중요한 역할을 합니다.
- 환자는 병원이 자신을 위해 시간과 노력을 투자하고 있다는 것을 느끼며, 병원에 대한 충성도가 높아집니다.

춘천예치과의 사례는 교육과 시각적 도구가 병원 내 소통과 환자 경험 설계에 얼마나 중요한 역할을 하는지 보여줍니다.

① 직원이 전문성을 갖추고 환자와 보호자에게 신뢰를 주는 설명을 할 수 있도록 체계적인 교육이 이루어집니다.

② 상담 보드와 같은 시각적 도구는 병원의 설명력을 강화하며, 환자와 보호자가 정보를 더 명확하게 이해할 수 있도록 돕습니다.

③ 이러한 노력은 환자 경험을 개선하고 병원 운영의 효율성을 높이는 데 기여하며, 장기적으로 병원 평판과 성장에 긍정적인 영향을 미칩니다.

결국, 교육은 단순히 직원에게 정보를 전달하는 과정을 넘어, 병원 전체가 하나의 목소리로 소통하며 환자에게 최상의 경험을 제공할 수 있도록 만드는 중요한 기반이 됩니다.

환자의 심리적 안전감을 높여라

환자는 병원을 찾을 때 신체적 고통뿐만 아니라 정서적 불안 그리고 치료 과정과 결과에 대한 걱정을 함께 가지고 있습니다. 이는 병원에 대한 신뢰와 의료진의 전문성을 의심하는 데서 비롯되기도 하고, 치료 후 결과에 대한 불확실성에서 기인하기도 합니다. 이러한 부정적인 감정을 해소하는 데 있어 심리적 안전감을 제공하는 것은 매우 중요합니다.

심리적 안전감을 형성하는 핵심은 환자를 중심에 두고 그들의 목소리를 존중하며, 투명한 소통을 통해 신뢰를 구축하는 데 있습니다. 이는 단순히 정서적 안정을 넘어 치료 과정과 결과에 긍정적인 영향을 미칩니다.

환자의 마음까지 돌보는 진료

치료를 위해 병원을 찾는 환자는 단순히 몸의 문제만을 안고 오지 않습니다. 낯선 환경, 복잡한 치료 과정, 익숙하지 않은 의료진과의 소통은 환자에게 또 다른 부담이 됩니다. 이럴 때 환자가 치료를 받는 과정에서 심리적으로 안전하다고 느끼는 것이 얼마나 중요한지, 병원에 종사하는 우리 모두는 더 깊이 고민해야 합니다.

심리적 안전감, 치료의 시작점

심리적 안전감이란 환자가 의료진과의 관계에서 자유롭게 질문하고, 자신의 상태에 대해 말하며, 의견을 표현할 수 있는 상태를 말합니다. 불안, 의심, 두려움 등 치료를 앞둔 환자가 흔히 느끼는 감정은 단지 시간이 지나면 해결되는 것이 아닙니다. 환자의 감정을 진심으로 이해하고 그들이 주체적으로 치료에 참여할 수 있도록 돕는 것이 병원의 역할입니다.

의료진과의 신뢰, 투명한 정보 제공 그리고 환자의 목소리를 진지하게 경청하는 태도는 이 과정의 출발점입니다. 공감 어린 한마디, 친절한 설명, 환자의 질문에 대한 진중한 반응은 환자의 불안을 덜어 주고 병원에 대한 신뢰를 쌓아갑니다.

설명의 힘, 시스템으로 구현되다

환자의 심리적 안전감은 병원 시스템 안에서 구체적으로 실현되어야 합니다. 치료 전 과정에 대한 명확한 설명, 쉬운 언어의 사용, 다양한 선택지 제공은 환자가 스스로를 주체적인 존재로 인식하게 합니다.

특히 설명의 일관성은 매우 중요합니다. 상담실과 진료실, 접수창구와 전화 상담이 모두 다른 이야기를 한다면, 아무리 좋은 치료도 불신으로 이어질 수 있습니다. 직원 교육을 통해 병원 내 모든 구성원이 같은 언어로 환자와 소통하는 것이 필요합니다. 설명은 기술이 아니라 태도이며, 병원의 신뢰를 쌓는 기초입니다.

설명의 힘은 치료 결과에도 영향을 미칩니다. 치료 과정에 대해 잘 이해하고 심리적으로 안정된 환자는 치료에 적극적으로 참여하고 협조합니다. 반면 불안한 상태의 환자는 치료 협조도가 낮아지고, 결국 치료 결과도 저하될 수 있습니다.

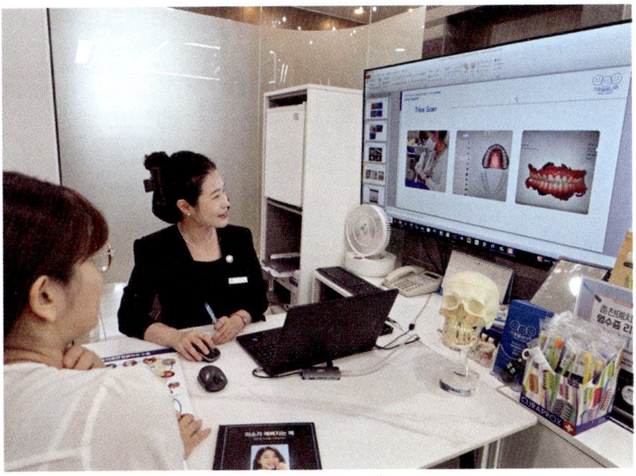

춘천예치과의 상담실은 다양한 시청각자료를 통해 명확하고 쉬운 언어로 환자의 이해를 돕고 있습니다.

진짜 환자 중심을 실현한 병원: 클리블랜드 클리닉

'환자 중심(Patient Experience)'이라는 단어를 조직 전제가 실천하는 병원, 미국 오하이오주에 있는 클리블랜드 클리닉은 이를 시스템으로 구축한 대표적인 병원입니다. 이 병원은 환자의 의료 경험 전체를 총괄하는 부서인 Chief Experience Officer 제도를 미국 최초로 도입했으며, 전 직원에게 '모든 환자와 가족은 VIP이다'라는 철학을 공유합니다.

특히 이 병원에서는 모든 직원—의사, 간호사, 청소 직원에 이르기까지—신입 교육 첫날에 '경험 중심 의료' 교육을 받습니다. 환자와 눈을 마주치고 웃으며 인사하는 것, 복도에서 환자가 방향을 묻는다면 직접 안내하는 것 등, 작지만 중요한 태도가 병원 문화로 뿌리내려 있습니다. 이러한 태도는 진료 외에도 환자가 병원에 머무는 동안의 모든 순간을 '치유의 과정'으로 바꾸는 데 기여하며, 환자의 만족도를 넘어 병원의 신뢰와 브랜드 가치를 높이는 데도 결정적인 역할을 하고 있습니다.

춘천예치과 역시 치료의 기술뿐 아니라 환자의 경험 전체를 돌보는 병원이 되고자 합니다. 진료 대기 시간을 줄이기 위한 시스템 개선, 설명의 일관성을 위한 교육 강화, 프라이버시를 고려한 진료실 구조까지—환자가 '편안하게 질문할 수 있는 분위기'를 만들기 위한 작은 노력을 꾸준히 이어가고 있습니다.

병원의 철학은 '설명'에서 드러난다

'설명'은 단순한 의사소통을 넘어 병원의 철학이 담기는 지점입니다. 진단, 치료 계획, 예후 설명은 물론, 그 과정에서 환자의 감정을 존중하고 공감하는 태도가 병원의 품격을 결정짓습니다. 설명은 말로만 이뤄지지 않습니다. 표정, 눈빛, 말투, 동선, 공간 배치—All communication is behavior, 모든 행동이 곧 설명입니다.

따뜻한 한마디 설명, 진심 어린 경청, 통일된 정보 제공은 환자에게 진정한 안심을 줍니다. 그 경험이 누적될수록 병원에 대한 신뢰는 커지고, 치료 결과는 좋아지며, 환자의 유지관리는 자연스럽게 이어집니다.

우리가 꿈꾸는 병원의 모습

심리적 안전감은 환자의 권리이자, 병원의 책임입니다. 지금 우리가 진료실에서 마주하는 한 사람, 그 환자가 안심하고 질문할 수 있고, 설명을 듣고 이해하며, 웃으며 병원을 나설 수 있다면, 그건 우리 병원이 존재하는 가장 중요한 이유일 것입니다.

설명은 의무가 아니라 치유의 시작입니다. 환자의 눈높이에 맞춘 설명, 반복을 두려워하지 않는 태도, 환자의 속도를 기다려 주는 인내심은 모두 환자 중심 병원을 이루는 토대입니다. '100년을 이어갈 병원'을 향한 여정에서 우리는 오늘도 한 사람의 마음을 헤아리는 설명부터 시작합니다.

환자의 심리적 안전감은 단순히 환자 경험을 넘어 치료의 성공과 병원의 신뢰도에 중요한 영향을 미칩니다. 의료진과 병원이 환자의 불안과 걱정을 공감하고, 이를 해결하기 위해 노력할 때 환자는 진정한 심리적 안전감을 느낄 수 있습니다. 이러한 신뢰와 소통은 환자와 병원의 관계를 강화하며, 장기적으로 병원의 평판과 성장에도 긍정적인 영향을 미칩니다.

'환자가 OK 할 때까지 설명하고, 환자의 입장에서 생각하라.'

이 단순한 원칙이야말로 병원이 환자에게 심리적 안전감을 제공하고, 최고의 의료 경험을 선사하는 출발점입니다.

경계 없음

디지털 기술과 플랫폼의 발전 그리고 인공지능의 도입은 병원과 환자 간의 소통 방식을 근본적으로 변화시켰습니다. 과거에는 병원을 방문해 대면으로 이루어지는 설명이 유일하고 당연한 방법이었지만, 이제는 다양한 채널을 통해 언제 어디서나 소통이 가능한 시대가 되었습니다. 춘천예치과는 이러한 변화에 발맞춰 경계를 허물고 소통을 확장하는 병원으로 자리매김하고 있습니다.

365일 열린 소통: 전화에서 시작하다

춘천예치과는 '진료 시간은 있어도, 상담은 24시간 이어져야 한다'는 철학을 실천하며, 전화를 최고의 환자 관리 도구(CRM)로 활용하고 있습니다. 병원의 고객충성팀은 단순한 콜센터를 넘어 환자의 개인 비서 역할을 담당합니다. 이들은 환자의 요구를 이해하고, 환자와의 관계를 심화시키며, 궁극적으로 환자 충성도를 높이는 데 중점을 둡니다.

이 접근은 단순히 광고에 의존하는 방식보다 훨씬 효과적이며, 환자 관리의 핵심 도구로 자리 잡았습니다.

고객충성팀의 탄생 배경

한 환자가 치료에 대한 불편사항으로 20회 이상 병원에 전화를 걸었지만 적시에 응답받지 못한 경험이 있었습니다. 결국, 환자는 병원을 직접 찾아와 불만을 강하게 제기했습니다. 이러한 경험을 계기로 춘천예치과는 전화를 적극적으로 관리하기 위한 시스템을 도입하게 되었습니다.

콜백 시스템의 시작

- **예약 변경:** 환자 문의의 대부분을 차지하는 예약 변경에 신속히 대응하기 위해 콜백 시스템을 도입했습니다.
- **치료 후 관리:** 진료가 끝난 후 당일 담당 직원이 환자에게 전화나 문자로 치료 후 안내와 안부를 묻습니다.
- **담당 실장의 소통:** 상담 내용이나 결제와 관련한 문의는 실장이 직접 설명하며, 환자가 언제든지 연락할 수 있도록 업무 전화를 활용합니다.

디지털 채널의 활용: 온라인에서의 일관성

디지털 채널을 활용한 정보 제공은 환자 경험을 개선하고 병원 신뢰도를 높이는 데 중요한 역할을 합니다. 춘천예치과는 반복적이고 변동성이 적은 정보를 블로그, SNS, 유튜브와 같은 온라인 플랫폼에 정리해 두어 환자와의 접점을 더욱 넓히고 있습니다.

디지털 플랫폼의 역할

- **환자 안내 자료:** 원장의 약력, 진료 시간, 병원 이용법 등 기본 정보를 성실히 관리해 환자가 쉽게 접근할 수 있도록 합니다.
- **치료 과정 설명:** 주요 치료법과 절차를 원장이 직접 찍은 영상으로 제작하여 유튜

브에 올리고, 환자에게 링크를 보내줍니다.

- **신뢰도 향상:** 성실하게 운영된 블로그와 SNS는 병원의 진정성과 성실함을 보여주는 중요한 척도로 작용합니다.

효율적인 디지털 소통의 효과

온라인 자료를 통해 미리 정보를 숙지한 환자는 병원을 선택하는 데 있어 확신을 가질 수 있습니다. 또한 디지털 채널은 병원이 유명 포털사이트에 광고하지 않더라도 효율적으로 환자와 연결될 수 있는 강력한 도구가 됩니다.

경계를 허물고 환자와 만나다

춘천예치과는 시간적, 공간적 제약을 넘어 환자와의 소통 경계를 확장하고 있습니다. 이는 단순히 환자 경험의 질을 높이는 데 그치지 않고, 병원과 환자 간의 관계를 더욱 친밀하게 만듭니다.

환자 경험의 빈도를 높이다

'최고의 환자 경험은 강도보다 빈도가 중요하다.'

춘천예치과는 환자와의 소통 빈도를 늘림으로써 환자가 병원과 더욱 긴밀히 연결되어 있다고 느끼도록 합니다. 예를 들어 보면 다음과 같습니다.

- **진료 후 안내 전화:** 치료 후 바로 환자에게 연락해 상태를 묻고 추가 질문을 받을 수 있도록 돕습니다.
- **디지털 자료 공유:** 환자에게 친절히 설명한 자료를 문자나 링크로 공유하여 언제든지 다시 확인할 수 있도록 지원합니다.

춘천예치과의 사례는 환자 경험을 개선하기 위해 병원이 얼마나 노력할 수 있는지를 보여줍니다. 단순한 의료서비스를 넘어, 환자와의 소통을 강화하고 심리적 안전감을 제공하는 것은 병원의 신뢰와 평판을 높이는 중요한 요소입니다.

춘천예치과는 24시간 열린 소통과 디지털 채널의 적극적 활용으로, 환자 경험의 새로운 기준을 제시하고 있습니다. 이처럼 시간과 공간의 경계를 허물며 환자와 연결될 때 병원은 환자의 마음속에서 언제나 신뢰할 수 있는 동반자로 자리 잡을 수 있습니다.

고객과 함께 춤을

콜센터 실장 **박인희**

콜센터에서 일하며 저는 매일 춘천예치과의 얼굴로서 환자를 만납니다. 데스크에서의 첫인사나 진료실의 정성스러운 손길만큼이나 콜센터의 목소리도 병원의 이미지를 좌우하는 중요한 요소라는 것을 실감합니다. 환자가 병원을 직접 방문하지 않고도 우리의 목소리만으로 병원을 경험하고, 나아가 신뢰를 쌓을 수 있기 때문입니다.

콜센터가 만들어진 이유

춘천예치과의 콜센터는 단순한 필요를 넘어 절실함에서 탄생했습니다. 병원에 전화를 20번이나 걸었지만 통화가 되지 않아 결국 화난 채 병원을 찾아온 환자. 그는 데스크 직원에게 소리를 지르고 전화를 던지며 불만을 토로했습니다. 그날 이후 우리는 깨달았습니다. 환자에게 신속하고 친절한 응대는 선택이 아니라 필수라는 것을요.

콜센터는 이런 환자의 불편함을 줄이기 위해 만들어졌습니다. 환자의 목소리를 경청하고, 그들의 문제를 해결할 수 있도록 돕는 것이 우리의 핵심 역할입니다. 예약 변경이나 정기검진 알림 그리고 문의 사항을 신속하게 전달하며 환자와 병원 간의 다리를 놓는 것이 우리의 일입니다.

전화로 만드는 신뢰

전화라는 작은 창구에서 시작된 환자와의 대화는 생각보다 큰 힘을 가지고 있었습니다. 때로는 불평을 늘어놓는 환자의 전화를 받으면서 속상하고 억울하기도 했습니다. '왜 내가 이런 말을 들어야 하지?'라는 생각이 들 때도 있었죠. 그러나 시간이 지나며 깨달았습니다. 그 불평은 단순히 짜증의 표현이 아니라, 환자가 병원을 신뢰하고 기대하는 마음의 다른 모습이라는 것을요.

불평은 때로 우리의 성장을 위한 기회가 됩니다. 환자가 무엇에 불편을 느끼고 있는지, 병원이 개선해야 할 부분은 무엇인지 파악할 수 있는 소중한 단서이기 때문입니다. 예를 들어, 예약이 없다고 말씀드렸을 때 막말을 하셨던 환자분도 결국 다시 연락을 드리고 진심으로 응대했을 때 정기검진을 예약하셨습니다. 그리고 시간이 지나면서 그는 병원의 충성 고객이 되었습니다. 이런 경험은 환자가 병원에 갖는 불만이 해결될 때 얼마나 큰 신뢰로 돌아올 수 있는지를 보여줍니다.

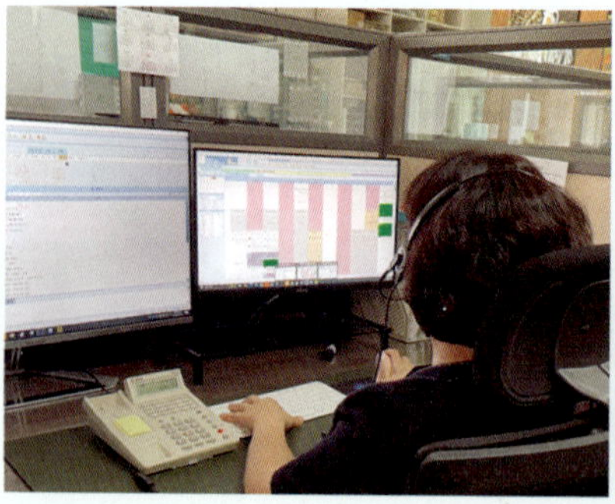

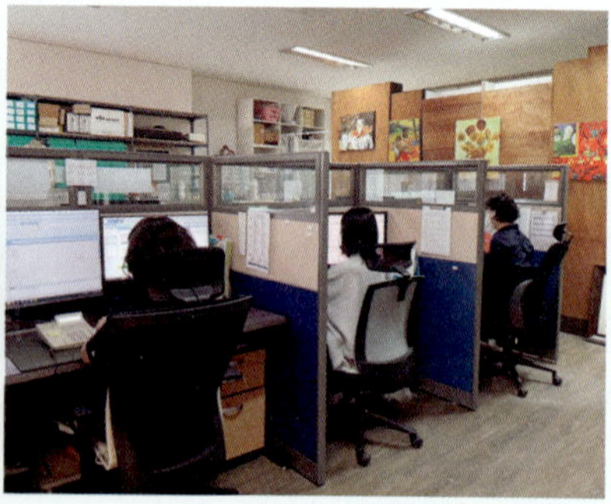

춘천예치과의 콜센터는 환자의 응급 상황이나 예약, 상담을 위해 노력합니다.

콜센터는 병원의 심장

콜센터는 단순히 전화를 받는 곳이 아닙니다. 병원의 심장처럼 환자와 끊임없이 소통하며 병원의 신뢰를 유지하는 중요한 역할을 합니다. '춘천예치과, ○○○입니다. 무엇을 도와드릴까요?'라는 인사말은 단순한 말이 아니라 환자의 마음을 열고 병원과 연결하는 첫 다리입니다.

일요일 오전, 응급치료를 요청하는 전화가 계속 울렸던 날이 있었습니다. 한 환자는 진료와 관련한 질문을 하다가 급기야 '누나, 병원에서 만나 커피 한잔합시다' 라는 말을 했습니다. 저는 환자의 요청을 정중히 거절하며, 차트에 기록을 남겨 병원 방문 시 확인할 수 있도록 조치했습니다. 이런 일은 때로 웃음이 나지만, 동시에 우리가 환자와 얼마나 깊이 연결되어 있는지를 실감하게 합니다.

콜센터는 환자와 병원 간의 신뢰를 쌓는 무대입니다. 불평이 가득한 전화도, 환자의 걱정 어린 목소리도 모두 우리의 성장과 발전을 위한 귀중한 자양분입니다. 제가 콜센터에서 일하며 매일 느끼는 것은, 고객과의 역동적인 소통 속에서 나 자신도 끊임없이 성장하고 있다는 사실입니다.

춘천예치과의 콜센터는 단순한 응대에서 멈추지 않습니다. 우리는 환자의 마음을 이해하고, 그들이 필요로 하는 것을 찾기 위해 노력합니다. 병원이 커지고 환자가 많아질수록 불만의 유형도 고도화되겠지만, 저는 그 안에서 더욱 성숙해지고 발전할 것을 믿습니다. 그리고 오늘도, '춘천예치과, 고객만족팀 박인희입니다.'라는 말로 하루를 시작하며 환자와 함께 춤을 춥니다.

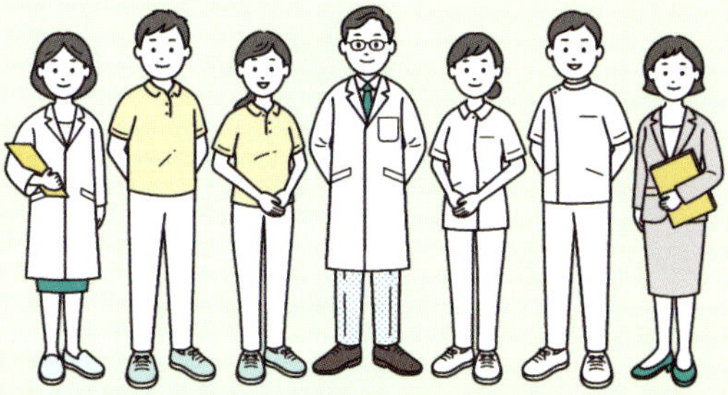

Part 4.

회의 없음

“결정보다 행동이 조직을 바꾼다.”

100년을 이어갈 치과

선 실행, 후 보고

조직이 커지고 오래될수록 의사결정 과정이 복잡해지고, 의사소통의 노드가 많아지면서 회의가 늘어납니다. 소통은 조직의 가치관을 공유하고 일관된 스토리를 만들어 가는 중요한 과정이지만, 실질적인 성과 없는 회의가 반복되면 구성원은 점점 회의에 회의감을 느끼게 됩니다. 원장과 실장은 하소연하고, 직원은 입을 다문 채 회의가 끝나기만을 기다리는 상황이 되기도 합니다.

병원의 일상 업무는 눈앞의 급한 일을 처리하는 데 집중되기 쉽습니다. 환자를 매일 만나는 것으로 책임을 다했다고 여기며 반복적인 업무에 매몰되다 보면, 중장기적인 목표와 방향성을 잃을 위험이 있습니다. 새로운 변화를 만들어 내기 어려운 이 상황에서, 춘천예치과는 실행 우선 문화를 통해 병원의 비전과 목표를 현실로 만들어 가고 있습니다.

최고의 환자 경험을 위한 실행 우선 문화

춘천예치과는 '최고의 환자 경험을 선사한다'는 슬로건 아래 새로운 아이디어를 실행으로 옮기기 위해 TF(Task Force)팀을 구성합니다. 예를 들어, 새로운 구강건강관리법 교육을 받고 온 직원이 있다면 병원 내 커뮤니티에서 자발적으로 참여자를 모집하고, 점심시간 등 짧은 시간을 활용해 교육과 설명회를 진행합니다. 교육 주체는 기획서를 준비해 필요한 자원과 소요 경비, 기간, 목적 등을 정리해 대화방을 통해 내용을 보고하고 즉각 시행합니다. 이후 책임자가 중간 진행 상황을 점검하며 상급자와 소통하는 방식으로 운영됩니다.

특히 타이밍이 중요한 업무는 빠른 실행이 필수적입니다. 지역 행사 지원 요청이나 보건소, 학교에서의 건강 교육 일정은 내부 회의와 결재를 기다리다가 타이밍을 놓치기 쉽습니다. 이를 춘천예치과에서는 '크리스마스 케이크'에 비유합니다. 크리스마스 케이크는 12월 23일과 24일에 가장 환영받지만, 크리스마스가 지나면 그 가치는 급감합니다. 실행이 지연되면 업무의 생명력을 잃는 것과 같은 원리입니다.

과거 실무자로서 결재가 늦어져 개인 비용을 먼저 지출하며 업무를 추진했던 경험을 떠올리며, 병원은 빠른 실행을 위해 조직 내 절차를 간소화하고 실무자의 자율성을 보장하고 있습니다. 이를 통해 병원은 더욱 역동적으로 변화하며 환자와 직원 모두에게 긍정적인 경험을 제공합니다.

역동적인 조직: 직원 건강과 복지로 확장

조직이 오래되고 장기근속자가 많아지면서 새로운 이슈들이 등장합니다. 결혼, 임신, 출산, 육아, 은퇴 등 직원의 개인적 상황이 조직 운영에 영향을 미칩니다. 영화 "내 차례"는 이러한 현실을 적나라하게 보여줍니다. 영화 속 간호사 현정은 병동에서 동료 간 임신과 육아 순서를 배려하는 분위기 속에서, 자신의 차례가 아님에도 임신을 하게 됩니다. 임신 사실을 상사에게 알리는 것이 두려운 그녀는 차별과 퇴사에 대한 두려움 속에서 갈등합니다. 이러한 문제는 보건의료 현장에서 여성 인력이 겪는 현실을 반영하며, 개인의 건강과 삶이 조직 내에서 얼마나 복잡하게 작용하는지를 보여줍니다.

춘천예치과는 이러한 문제를 개인의 부담으로 돌리지 않으려 노력합니다. 결혼, 임신, 육아 등 직원이 겪는 변화를 적극적으로 논의하고 해결책을 마련하며, 이를 통해 조직의 지속 가능성을 높이고 있습니다. 보건의료인이 자신의 건강을 소홀히 하지 않도록 정책을 제안하고 실행할 수 있는 환경을 조성하는 것이 그 예입니다.

예를 들어, 클리블랜드 클리닉은 직원의 금연과 체중 감량을 위한 정책을 도입해 의료비를 절감하고, 직원의 삶의 질을 개선한 사례를 남겼습니다. 춘천예치과도 이러한 접근을 모델로 삼아 직원이 건강한 생활 습관을 유지하며 행복하게 일할 수 있는 환경을 제공하고자 합니다.

춘천예치과는 실행을 우선으로 하는 문화를 통해 변화를 주도하고 있습니다. 조직 내 모든 구성원이 자유롭게 문제를 제기하고, 개선안을 제안하며, 실질적인 변화를 만들어 가는 환경을 조성하고 있습니다. 이를 통해 병원은 환자와 직원 모두가 만족할 수 있는 경험을 설계하며, 장기적으로 조직의 성장과 지속 가능성을 보장합니다.

환자 경험과 직원 경험을 동시에 고려하는 춘천예치과의 운영 철학은 모든 조직이 배워야 할 중요한 교훈을 남기고 있습니다. 앞으로도 춘천예치과는 실행과 변화의 힘을 통해 모두가 행복한 병원을 만들어 갈 것입니다.

두려움 없는 조직

'두려움 없는 조직'은 심리적 안정감(Psychological Safety)을 기반으로, 구성원이 자유롭게 의견을 나누고, 실패를 두려워하지 않으며, 조직 내 혁신을 주도하는 문화를 지향합니다. 하버드 경영대학원의 에이미 에드먼슨 교수가 제시한 이 개념은 조직의 성과와 직결되는 요소로, 학습과 성장을 위한 필수적인 토대를 제공합니다.

춘천예치과는 이러한 심리적 안정감을 바탕으로 독특한 조직문화를 구축하고 있습니다. 이곳에서는 구성원 간 신뢰를 바탕으로 회의 없는 문화가 자리 잡고 있습니다. 팀별로 자율적으로 의사결정을 내리고 실행에 옮기며, 장시간의 논의를 거치지 않고도 빠르게 행동으로 연결할 수 있는 체계를 마련했습니다. 이러한 방식은 시간을 절약할 뿐만 아니라, 직원에게 높은 책임감과 자율성을 부여하는 결과를 낳았습니다.

의견을 표현하고 행동으로 옮기는 환경

춘천예치과에서는 '행동으로 옮길 용기'를 중요시합니다. 구성원이 자신의 생각을 자유롭게 말할 수 있는 환경은 단순히 아이디어를 모으는 데 그치지 않습니다. 각 팀은 의견을 공유한 뒤 곧바로 실행으로 이어지는 프로세스를 통해 스스로 문제를 해결하고 성과를 도출합니다. 이를 통해 조직의 변화는 지속적으로 이루어지고 있으며, 의료 환경의 변화 속에서도 유연하게 적응할 수 있는 역량을 키워 가고 있습니다.

특히, 이러한 자율적 의사결정 구조는 의료진뿐만 아니라 코디네이터와 같은 병원 전반의 모든 구성원이 자신의 역할을 명확히 이해하고 행동할 수 있는 발판이 됩니다. 예를 들어, 새로운 환자 관리 시스템 도입, 의료 기술의 발전에 따른 대응책 마련, 환자 경험 설계 등 다양한 과제를 해결하기 위해 직원은 각자의 전문성을 발휘하여 최선의 방안을 빠르게 실행합니다.

두려움 없는 조직의 성과

'두려움 없는 조직'의 문화는 구성원의 자신감을 키우고, 실패를 학습의 기회로 전환하는 데 중점을 둡니다. 춘천예치과는 이를 통해 다음과 같은 긍정적인 결과를 이끌어 내고 있습니다.

- **혁신과 성장:** 새로운 아이디어가 빠르게 실행되면서 병원 운영 방식에 지속적인 혁신이 이루어지고 있습니다. 이는 단순히 변화에 대응하는 데 그치지 않고, 조직을 선도적인 위치로 이끄는 중요한 요인으로 작용하고 있습니다.
- **책임감 있는 자율성:** 구성원이 스스로 의사결정을 내리면서 자신의 업무에 대한 책임감을 더욱 강하게 느끼게 됩니다. 이는 곧 업무 효율성과 만족도로 이어져, 병원 전체의 생산성을 높이고 있습니다.
- **환자 중심의 서비스 강화:** 자율적이고 신속한 의사결정은 곧 환자에게 더욱 만족스러운 의료서비스를 제공할 수 있는 기반이 됩니다. 환자의 요구와 피드백에 빠르게 대응하며, 이를 병원의 성장과 성과로 연결하고 있습니다.

춘천예치과는 심리적 안정감을 바탕으로 한 '두려움 없는 조직' 문화를 통해 의료 환경의 변화 속에서도 유연하고 혁신적으로 대응하고 있습니다. 구성원은 자신의 목소리를 내고, 이를 실행으로 옮길 용기를 가지며, 실패를 두려워하지 않습니다. 이는 단순히 병원 내부의 분위기를 개선하는 것을 넘어 환자에게 더 나은 서비스를 제공하고, 병원의 지속 가능한 성장을 이끄는 강력한 원동력이 되고 있습니다.

'두려움 없는 조직'은 춘천예치과가 미래를 향해 나아가며, 구성원과 환자 모두를 위한 가치를 창출하는 데 있어 가장 중요한 철학으로 자리 잡고 있습니다.

직원의 심리적 안전감

환자의 심리적 안전감에 이어, 이번에는 직원의 심리적 안전감에 대해 이야기해 보고자 합니다. 환자가 병원에서 자신의 몸과 마음을 믿고 맡길 수 있는 심리적 안정감을 느끼는 것처럼, 병원에서 일하는 직원 역시 신뢰와 안정을 기반으로 업무에 임할 수 있는 환경이 중요합니다. 이는 병원의 성과와 직원의 행복, 나아가 환자 만족도와도 밀접하게 연결됩니다.

직원이 심리적 안전감을 느끼는 환경의 요소

① **의사소통의 자유로움:** 직원이 자신의 의견을 편안히 말할 수 있는 분위기는 심리적 안전감의 핵심입니다. 누군가 아이디어를 제안하거나 어려움을 토로할 때 경청하고 존중하는 자세가 필요합니다. 쉽게 말할 수 있는 환경은 창의성과 협력을 촉진합니다.

② **서로 돕는 문화:** 동료 간의 지원과 협력은 직장에서의 심리적 안정감을 강화합니다. 어려움이 있을 때 도움을 요청하거나 업무를 함께 나누는 것이 자연스러운 분위기라면 직원은 부담을 덜고 더 나은 성과를 낼 수 있습니다.

③ **도전을 권장하는 조직:** 새로운 아이디어를 시도하고 실수를 배움의 기회로 여기는 조직문화는 직원이 두려움 없이 혁신적인 접근 방식을 탐구하도록 돕습니다. 실패를 용납하고 이를 성장의 발판으로 삼는 분위기가 중요합니다.

④ **다름을 존중하는 태도:** 각기 다른 배경과 관점을 가진 직원들의 의견이 환영받는 환경은 심리적 안전감을 높입니다. 이를 통해 직원은 자신이 조직에 기여할 수 있다는 가치를 느끼며 더 열정적으로 일하게 됩니다.

심리적 안전감을 저해하는 요인과 결과

① **의사소통 차단:** 의견을 자유롭게 말하지 못하는 분위기는 침묵을 낳습니다. 이는 혁신을 가로막고 문제 해결을 지연시킵니다. 종종 리더는 침묵을 긍정의 신호로 오해하기도 하지만, 그 속에는 불만과 이직의 씨앗이 숨어 있을 수 있습니다. 직원이 사직서를 제출하며 느닷없이 떠나는 이유도 대부분 침묵 속에 숨겨진 갈등과 스트레스에서 비롯됩니다.

② **창의성 저하:** '좋은 아이디어가 있지만, 말하지 않겠다'는 직원의 태도는 소식에 큰 손실입니다. 이는 불신과 좌절에서 비롯되며, 병원의 발전 가능성을 스스로 차단하는 결과를 가져옵니다.

③ **직무 스트레스와 이직률 증가:** 보건의료계는 높은 이직률과 휴직률로 잘 알려져 있습니다. 이는 아픈 사람을 대하며 느끼는 신체적·정신적 피로감, 관계 갈등과 업무 스트레스가 쌓인 결과입니다. 심리적 안전감이 부족한 환경에서는 이러한 문제를 해소할 창구가 없기에 직원은 떠날 수밖에 없습니다.

④ **신뢰 부족:** 심리적 안전감이 결여된 조직에서는 구성원 간의 신뢰가 약해지고, 협력보다는 개별적인 생존 전략이 우선시됩니다. 이는 곧 팀워크의 약화로 이어지며, 병원의 전반적인 서비스 품질을 떨어뜨리는 요인이 됩니다.

심리적 안전감을 통한 긍정적 변화

병원에서 심리적 안전감이 잘 조성되면 다음과 같은 긍정적인 효과를 기대할 수 있습니다.

① **혁신적인 아이디어 발굴:** 직원은 두려움 없이 의견을 제시하며, 새로운 접근 방식을 제안할 수 있습니다. 이는 병원의 혁신과 경쟁력을 강화하는 데 기여합니다.

② **높은 협력과 신뢰:** 팀 간 신뢰와 지원이 강화되면, 보다 효율적이고 협력적인 환경이 조성됩니다. 이는 고난도의 협력이 요구되는 의료 환경에서 필수적입니다.

③ **직원 만족도와 환자 경험 향상:** 심리적 안정감을 느끼는 직원은 더 높은 수준의 서비스 제공이 가능하며, 이는 환자 만족도와 병원 평판에 긍정적인 영향을 미칩니다.

심리적 안전감은 단순히 직원의 만족도를 높이는 요소가 아니라, 병원이라는 조직 전체의 성장과 발전에 필수적인 기반입니다. 환자와의 신뢰를 쌓는 데 심리적 안정감이 중요한 것처럼, 직원 역시 안정감을 느껴야 자신감 있게 업무를 수행하며 조직에 기여할 수 있습니다.

춘천예치과는 이러한 심리적 안전감을 중시하며, 모든 직원이 자유롭게 의견을 제시하고 도전과 협력을 통해 성장할 수 있는 환경을 만들어 가고 있습니다. 심리적 안전감을 통해 병원은 단순한 치료 공간을 넘어 환자와 직원 모두가 행복한 공간으로 진화하고 있습니다. 직원의 심리적 안전감은 조직의 숨은 자산입니다.

실패가 아니라 실험이다

최고보다는 최선을 지향하는 문화가 자리 잡기 위해서는 무엇보다도 실패나 실수를 수용하는 분위기가 중요합니다. 이는 단순히 실수를 용인하는 차원을 넘어, 실패를 학습과 성장의 기회로 삼는 자세를 의미합니다. 춘천예치과의 다양한 도전과 실험은 이러한 문화를 바탕으로 이루어지고 있습니다.

실패 속에서 피어난 성공의 씨앗

춘천예치과에서 집중하고 있는 브랜드 '스마일비니어'는 최소 침습 보철 치료의 대표 사례입니다. 2014년에는 '교정 7일 만에 될까'라는 컨셉으로 출발했지만, 당시 큰 반향을 일으키지 못했습니다. 그러나 10년 후인 2024년, 항노화와 안티에이징 트렌드와 맞물리며 특히 재진 신환에게 큰 인기를 끌고 있습니다. 초기의 미미한 반응을 실패로 규정하지 않고 시기를 기다리며 발전시켜 온 결과였습니다.

디지털 덴티스트리 역시 비슷한 과정을 겪었습니다. 초기 도입 시 의료진의 숙련도와 진료 속도의 문제로 인해 적극적으로 활용되지 못했으나, 2023년 3층 확장 이후 본격적으로 활용되기 시작했습니다. 현재는 각 팀이 디지털 기술을 적극적으로 받아들이며 업무 효율성과 치료의 정밀도를 높이는 데 크게 기여하고 있습니다.

이러한 사례는 조직 내에서 실패나 초기의 미미한 성과를 성장의 발판으로 삼는 문화를 보여줍니다. 치료법에 대한 것을 환자를 대상으로 실험할 수는 당연히 없습니다. 하지만 치료법에 대한 홍보와 마케팅 방법은 다양한 방법으로 시도해 봐야 합니다. '앞서가고 성공하는 조직의 창고에는 묵혀둔 아이템이 있다'는 말처럼, 성공은 기다림과 재도전을 통해 이루어지는 경우가 많습니다.

디지털 덴티스트리

춘천예치과는 병원 초기부터 '예아트센터'를 운용했습니다. 다름 아닌 자체 기공 센터입니다. 기공소는 환자의 구강내에 들어가는 보철물(인레이, 크라운, 틀니, 임플란트 등)을 제작하는 곳입니다. 예술가의 마음과 기술을 가지고자 초창기부터 노력했습니다. 지금의 최신 디지털 치과기공을 빠르게 정착시키게 된 것도 병원 초창기부터 병원 내 자체 기공실을 운용하고 있었기 때문입니다. 지금도 10명에 이르는 전문 치기공사가 원장과 직접 소통하면서 보철물을 제작하고 있습니다.

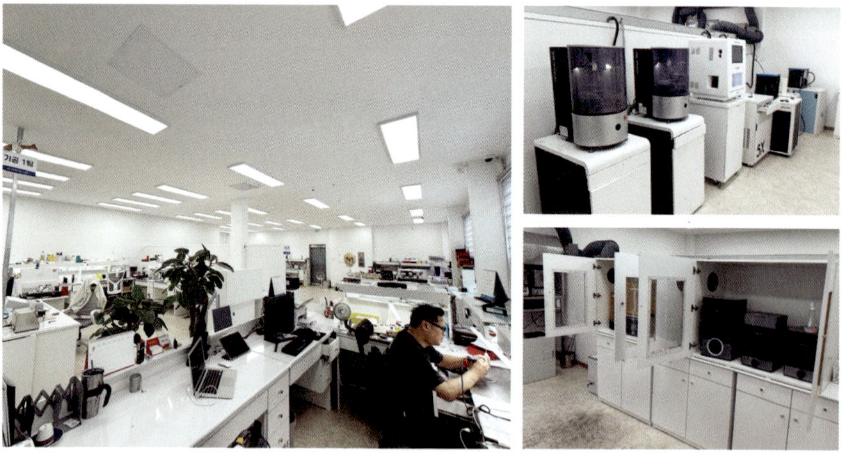

춘천예치과 예아트센터(기공실). 최신 디지털 덴티스트리에 맞는 최신 장비를 모두 갖추고 환자에게 맞는 최적의 보철물 제작을 위해 최선을 다하고 있습니다.

기공실, 변화의 중심에서 성장하다

예아트센터장 **박종신**

'지치고 힘들 때 그때가 날 업그레이드할 때이다.'

기공소에서 6년을 일하던 중 번아웃을 겪으며 저 자신에게 던졌던 말입니다. 그 무렵 춘천예치과에서 아르바이트 제안을 받았고, 그게 제 인생의 전환점이 되었습니다. 퇴근 후 예치과에서 저녁마다 일하며 치과 진료 흐름을 직접 보고 배우는 과정은 새로운 자극이었습니다. 그렇게 시작된 인연은 어느덧 19년, 지금까지 한결같이 예치과 기공실에서 근무하고 있습니다.

입사 후 처음 맡았던 임플란트 케이스는 쉽지 않았습니다. 기공소에서 모델만 보고 작업하던 제가 진료 흐름과 환자의 반응까지 함께 고려한 보철을 제작한다는 것은 전혀 다른 차원의 일이었습니다. 그 과정에서 부끄러움도 반성도 많았지만 수천 케이스에 이르는 임상 경험을 쌓으며 자부심으로 바뀌었습니다. 현재 저는 춘천에서 가장 다양한 임플란트 케이스를 다뤄 본 기공사 중 한 명이라고 자신 있게 말할 수 있습니다.

기공실은 진료의 마지막을 책임지는 곳입니다. 환자의 구강에 맞는 보철물을 정밀하게 제작하는 일은 단순한 기술을 넘어선 예술이자, 환자와 의료진의 신뢰를 연결하는 다리입니다. 특히 춘천예치과는 다양한 임상과 복잡한 보철 케이스가 많은 만큼, 기공실의 역할은 병원의 품질을 좌우하는 핵심이라 생각합니다.

디지털 전환, 기공의 새로운 도전

시대의 흐름에 따라 기공 업무는 디지털로 빠르게 전환되고 있습니다. 처음엔 두려웠습니다. 익숙하던 방식이 바뀌고, 새로운 프로그램과 장비를 익혀야 했으니까요. 하지만 변화에 주저하지 않고 도전했습니다. 독일, 스위스, 일본 등에서 최신 기술을 배우며 저 자신을 끊임없이 업그레이드했습니다. 특히 디지털 덴처, 하이브리드 플렉시블 보철 등은 기존 방식으로는 구현하기 어려운 정밀성과 환자 맞춤형 치료를 가능하게 해 주었습니다.

예치과 원장님들은 이 같은 변화에 발맞춰 아낌없는 투자와 지원을 해 주셨고, 기공실 식구들은 함께 배우고 성장하며 이제는 각자 전문 파트를 책임지는 팀이 되었습니다. 진료팀과는 치밀한 커뮤니케이션을 통해 피드백을 주고받으며, 보철물 하나하나에 정성과 기술을 담고 있습니다.

진료실장님, 위생사 선생님과 어깨를 부딪치며 일하던 좁은 기공실 시절부터, 지금의 첨단 장비를 갖춘 디지털 기공실에 이르기까지—그 모든 변화 속에서 예치과는 저에게 일터 이상의 '배움터'이자 '성장터'였습니다.

함께 만들어 가는 100년의 병원

예치과는 단지 큰 병원이 아니라 '함께 나누는 병원'입니다. 함께 기뻐하고, 함께 어려움을 나누는 동료와의 인연은 이곳에서의 시간을 더욱 소중하게 만들어 줍니다.

제가 치과에서 제작한 보철물이 환자의 미소를 되찾게 하고, 편안한 일상을 선물한다는 사실은 제가 이 일을 사랑하게 만든 가장 큰 이유입니다. 매일매일 제 손에서 탄생하는 보철 하나하나가 예치과의 신뢰와 품질을 대표한다는 자부심으로 오늘도 저는 기공실에서 묵묵히 제 일을 이어갑니다.

예치과의 슬로건처럼 '100년을 이어갈 치과'—저 역시 그 기둥의 일부로서, 지금 이 자리에 뼈를 묻는다는 각오로 앞으로도 성장하고 배우며 함께하겠습니다.

글로벌 사례에서 배우는 실패의 가치

세계적인 기업 아마존과 구글 역시 실패를 성장의 자양분으로 삼는 문화를 가지고 있습니다. 아마존은 2014년 '파이어 폰'이라는 스마트폰을 출시했지만, 1억 7천만 달러의 손실을 입으며 실패했습니다. 구글은 2011년 페이스북과 경쟁하기 위해 소셜 네트워킹 플랫폼 '구글+'를 선보였지만 2019년 서비스를 종료하며 사업을 접었습니다.

이들의 공통점은 실패를 단순한 실책으로 규정하지 않고, 원인을 분석하고 공유함으로써 같은 실수를 반복하지 않도록 시스템을 구축했다는 점입니다. 이러한 접근법은 직원이 실패를 두려워하지 않고 도전적으로 업무에 임할 수 있는 환경을 만들어 줍니다.

춘천예치과에서도 이러한 철학은 작동하고 있습니다. 제안이 효과가 미미하거나 실패했을 때 '누가 했어?'라는 문책보다는 해당 제안의 의미를 조직의 리더가 대신 설명하며 실패를 교훈으로 삼습니다. '실패가 아니라 시기가 맞지 않았을 뿐'이라는 관점은 조직원에게 용기를 주며, 다음 도전에 대한 동기를 부여합니다.

실패를 넘어선 실험의 문화

병원 조직 내에서 실패는 새로운 가능성을 탐구하는 과정에서 필연적으로 발생할 수 있습니다. 실패를 감추거나 회피하는 문화는 새로운 아이디어를 제시하는 직원의 의욕을 꺾을 수 있습니다. 반대로, 실패를 '실험'으로 간주하는 문화는 다음과 같은 긍정적인 영향을 가져옵니다.

- **창의성 증진:** 직원은 실패에 대한 두려움 없이 창의적인 아이디어를 제안하고 실행할 수 있는 환경에서 더 큰 성과를 냅니다.
- **책임과 자율성 강화:** 실수를 문책하기보다 의미를 설명하고 다음 단계를 지원하는 리더십은 직원의 책임감을 높이고 자율적인 업무 태도를 이끌어 냅니다.
- **조직의 지속 가능성 확보:** 실패를 통해 얻은 교훈은 조직의 데이터베이스로 축적되어 향후 비슷한 상황에서 중요한 참고자료가 됩니다.

춘천예치과는 실패를 단순한 끝이 아닌 배움의 시작으로 삼는 문화를 통해 환자 경험과 직원 경험 모두에서 혁신을 이루어 가고 있습니다. 실패는 곧 실험입니다. 실험은 조직을 성장시키는 가장 중요한 원동력입니다.

8명의 법칙

병원에서 회의는 필수적이지만 '회의를 위한 회의'는 조직의 에너지만 낭비하게 됩니다. 춘천예치과는 이러한 문제를 해결하기 위해 8명의 법칙을 도입해 회의를 효율적으로 운영하고 있습니다. 이 법칙은 회의의 목적과 집중도를 높이며, 참석 인원을 최대 8명으로 제한함으로써 의사소통과 의사결정을 효과적으로 도모합니다.

효율적 회의를 위한 원칙

춘천예치과의 회의 방식은 몇 가지 주요 원칙에 기반하고 있습니다.

① **참여 인원 제한:** 8명의 법칙은 회의에 필요한 핵심 인원만 참석하도록 하여 시간 낭비를 줄이고, 모든 참석자가 적극적으로 참여할 수 있도록 돕습니다. 구글과 아마존의 사례처럼, 적정 인원을 유지하면 발언 기회가 균등하게 주어지고 논의의 깊이도 더해집니다. 아마존의 '피자 두 판 법칙'은 6~8명이 가장 적절한 회의 인원임을 강조하며, 춘천예치과에서도 이를 실천하고 있습니다.

② **목표 중심의 회의:** 회의의 주제와 목표가 명확해야 합니다. 그냥 안 하는 것보단 낫겠다는 회의는 불필요하며, 모든 참석자가 왜 회의에 참여해야 하는지 이해할 수 있어야 합니다. 회의 주최자는 참석자에게 사전 자료와 준비사항을 공유

하여 효율적인 논의를 가능하게 합니다. 회의 후에는 명확한 결과와 행동 계획이 도출되도록 목표를 설정합니다.

③ **시간 관리:** 대부분의 회의는 점심시간이나 짧은 휴식 시간에 이루어지며, 30분 이상 걸리지 않는 것을 원칙으로 합니다. 환자 관리나 진료 업무에 지장을 주지 않도록 철저히 시간 관리를 합니다. 회의는 환자 관리와 직접적으로 연결된 중요한 안건에만 집중합니다.

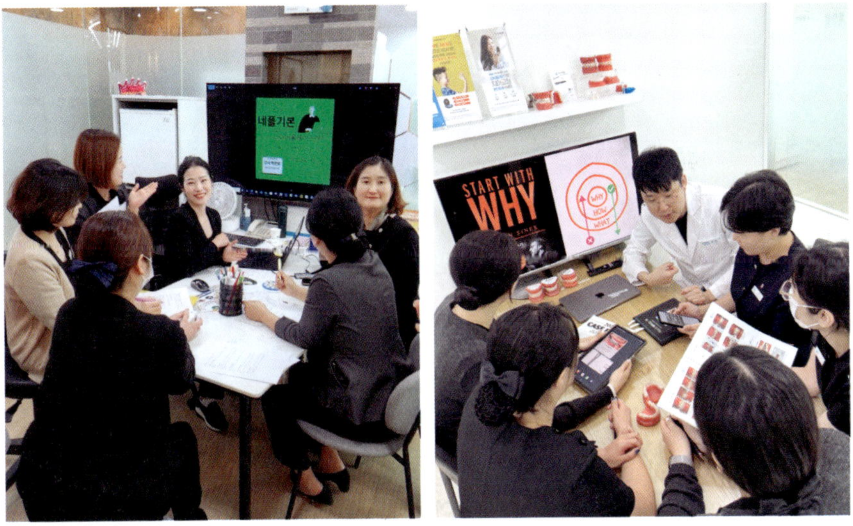

춘천예치과는 회의를 위한 회의를 벗어나기 위해 참여 인원을 제한해 효율과 집중을 높이는 소규모 회의 문화를 조성하고 있습니다.

비효율적인 회의의 문제점

춘천예치과는 과거 회의 문화에서 발생한 문제점을 분석하며 개선점을 도출했습니다.

- **목적 없는 회의:** 주제가 불분명하거나 구체적인 성과 목표 없이 진행된 회의는 시

간 낭비로 이어졌습니다.

- **참석자 과잉:** 불필요하게 많은 사람이 참석하면서 논의가 산만해지고 생산성이 저하되었습니다.
- **최종 결정권자 부재:** 결정권자가 없는 회의는 결론을 내지 못한 채 다시 회의를 소집하게 되는 악순환을 초래했습니다.
- **준비 부족:** 회의 전에 자료와 정보를 준비하지 않아 논의가 겉돌았고, 참석자가 참여에 부담을 느끼는 경우도 많았습니다.

회의 문화의 변화

춘천예치과는 효율적 회의를 위해 다음과 같은 방식을 정착시켰습니다.

- **정례화된 회의의 폐지:** 정기적인 회의 대신 주최자가 필요할 때만 안건과 참석자를 정해 소집합니다. 대화방을 통해 일시, 장소, 주제를 사전 공지하고 참석자에게 준비할 내용을 명확히 전달합니다.
- **참석자의 책임감 강화:** 회의는 관심이 있는 사람만 참여하며, 참석자는 자신의 의견을 적극적으로 제시하고 회의 결과를 책임지는 구조를 가지고 있습니다. 회의 주최자는 '무엇을, 누가, 어떻게' 해야 할지 명확히 전달해야 합니다.
- **성과 중심의 회의:** 회의는 실질적인 성과를 목표로 하며 직원에게 기회를 제공합니다. 참석자가 회의를 통해 아이디어를 실행하고 결과를 도출할 수 있는 환경을 조성합니다.

8명의 법칙이 가져온 변화

춘천예치과의 8명의 법칙은 단순히 회의를 간소화하는 것을 넘어 조직문화 전반에 긍정적인 영향을 미쳤습니다.

- **효율적 의사결정:** 필요한 사람만 모여 집중적으로 논의하므로 의사결정이 신속하고 명확하게 이루어집니다.
- **직원의 참여도 향상:** 회의가 단순히 상사의 지시를 듣는 자리가 아닌 각자의 의견이 반영되고 인정받는 자리로 변했습니다.
- **시간 절약:** 불필요한 논의나 중복 회의를 줄여 직원이 본연의 업무에 집중할 수 있게 되었습니다.

신뢰의 표현: 진료비

데스크 실장 **박연경**

저는 치과를 찾는 환자를 처음 맞이하고 접수부터 예약, 치료비 수납까지 모든 과정을 책임지고 있습니다. 치과 치료를 미루게 되는 가장 큰 이유는 종종 돈과 시간 그리고 치과 치료에 대한 두려움 때문이라는 것을 저는 매일 실감합니다. 저의 역할은 이런 이유로 치료를 미루고 있는 환자가 다시 용기를 내어 치료를 시작할 수 있도록 돕는 것입니다.

치료비는 환자에게 가장 현실적인 장벽으로 작용합니다. 특히 강원도와 같은 지역에서는 경제적으로 여유가 없는 분들이 많아 치료비 부담이 환자의 첫 번째 고민이 됩니다. '왜 치료를 미루셨나요?'라는 질문을 던질 때 돌아오는 답변은 종종 치료비, 시간 부족 그리고 치과 치료에 대한 공포가 얽힌 이야기입니다.

어떤 분은 당장 아프지 않아서 치료를 미루다가 갑작스러운 응급 상황이 되어 치과를 찾기도 합니다. 또 어떤 분은 치료비를 마련할 방법이 없어 마음의 짐을 안고 오시기도 하죠. 이런 환자에게 병원에서 제공하는 분납 제도는 큰 도움이 됩니다. 치료비를 나누어 낼 수 있도록 배려함으로써 경제적인 부담을 덜어드리는 것이 저의 중요한 업무 중 하나입니다.

한 예로, 암 수술을 앞두고 치과 치료를 마무리하기 위해 오신 환자분이 있었습니다. 치료비를 당장 지불할 수 없다고 말씀하셨지만, 병원에서는 그분의 약속을 믿고 치료를 진행했습니다. '보험금이 나오면 꼭 치료비를 납부하겠습니다'라는 약속은 몇 개월 후 실제로 지켜졌습니다. 환자분이 약속을 지키러 병원을 다시 찾아왔을 때 느낀 뭉클함은 지금도 잊을 수 없습니다. 믿음과 신뢰로 이어진 작은 약속이야말로 병원의 가장 큰 자산이라는 것을 다시 한번 깨달았습니다.

뜨거운 돈과 차가운 돈

치과 치료는 비용이 크기 때문에, 치료비 수납 과정에서 환자의 고민과 어려움이 고스란히 드러납니다. 저는 치과 치료비를 '차갑고 뜨거운 돈'이라고 생각합니다. 차가운 돈은 환자가 치료비를 지불하면서 느끼는 경제적 부담과 현실적인 고충을 뜻합니다. 반면, 뜨거운 돈은 병원이 환자에게 경제적 지원을 제공하며 함께 나누는 신뢰와 따뜻함을 뜻합니다.

잇몸질환으로 다수의 치아를 상실한 환자분이 임플란트 치료를 받아야 하는 상황을 떠올려 보세요. 치료비와 기간이 부담스러운 만큼 환자분에게는 신뢰할 수 있는 지원과 공감이 필요합니다. 한 환자분은 틀니 치료비를 매달 100만 원씩 납부하기로 하고 치료를 받으셨지만, 이후 경제적 사정이 악화되어 납부가 어려워졌습니다. 병원은 환자분과 논의 끝에 분납 조건을 조정하여 부담을 덜어드렸고, 치료를 끝까지 마칠 수 있도록 도왔습니다.

의료기관은 환자의 건강을 위해 존재하지만 동시에 지속 가능한 운영이 필요합니다. 그러나 병원 경영의 성공은 단순히 진료비 수입에 의존하지 않습니다. 환자의 경제적 부담을 덜어 주고, 신뢰를 쌓아가며, 그들이 건강을 회복할 수 있도록 돕는 것이 진정한 성공의 기준이라고 믿습니다.

차가운 마음을 따뜻하게

치과를 처음 찾는 환자는 모두 떨리는 마음으로 문을 엽니다. 아무 일면식도 없는 사람에게 자신의 건강을 맡기고 큰돈을 지불해야 하는 그 순간, 그들에게는 병원 직원의 작은 말 한마디, 사소한 배려가 큰 안도감을 줄 수 있습니다.

환자분이 치료비를 지불하며 느끼는 두려움과 부담을 따뜻한 신뢰로 바꾸는 것은 병원의 사명입니다. 이를 위해 환자의 어려움을 귀 기울여 듣고, 그들의 이야기에 공감하며, 진심 어린 해결책을 제안하는 것이 저의 역할입니다. 환자와 병원이 서로를 믿고 더 나은 방향을 함께 모색할 때, 병원은 자연스럽게 성장하고 환자들도 더 건강한 삶을 누릴 수 있습니다.

저는 매일 수납 데스크에서 환자분을 마주하며 그들의 떨리는 마음이 편안함으로 바뀌는 순간을 경험합니다. 그 순간, 저는 뜨거운 돈의 가치를 다시 한번 느끼며 차가운 현실을 따뜻한 신뢰로 연결하는 다리가 되고자 합니다. 오늘도 저는 환자의 이야기를 들으며, 그들이 건강한 미소를 되찾을 수 있도록 최선을 다하고 있습니다.

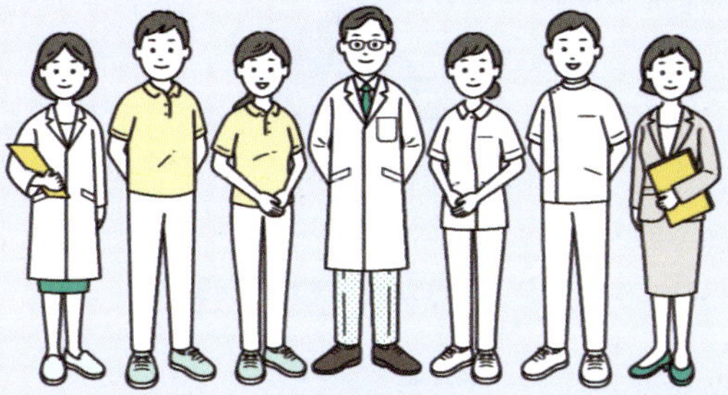

Part 5.

클로징 없음

"끝이라고 생각한 그 지점에서, 우리는 다시 시작한다."

1∞년을 이어갈 **치과**

재진 환자의 발견

출근하다 대기실을 보니 몇 년 전에 치료가 다 끝난 환자가 다시 찾아와 앉아 있다고 해 봅시다. 정기 체크를 받으러 오셨을 수도 있고, 해 넣은 이가 탈이 나서 오셨을 수도 있을 겁니다. 일단 환자의 얼굴빛을 살핍니다. 화난 표정이 아니라면 일단 안심합니다. 적어도 컴플레인을 하러 오지는 않았구나 하고 말입니다. 의사 대부분이 그럴 겁니다. 치료가 다 끝난 환자는 아무 탈이 없기를, 그래서 찾아오지 않았으면 하는 마음 말입니다. 그런데 치과 치료의 특성은 유지, 관리가 필요하다는 점과 시간이 지나면 탈이 나지 않을 수 없다는 점입니다. 치과 치료에서는 진정한 의미의 '완치(完治)'란 없습니다.

재진 환자를 신경 쓰지 않는 것은 신환에게 '평생 관리해 드리겠습니다!'라고 했던 말에 대한 배신입니다. 환자는 사후 관리도 잘 받기 위해서 주치의를 선택한 것입니다. 아무리 치료를 잘 받았어도 오랜만에 찾아간 병원에서 자신을 처음처럼 신경 써주지 않는다면 환자는 병원을 옮기고 싶은 변심을 시작합니다.

의료의 사회적 환경도 이미 재진 환자를 관리하는 쪽으로 패러다임이 변했습니다. 현대 사회의 질병 양상이 급성 감염 질환에서 만성 질환으로 변화했기 때문입니다. 질병으로부터의 회복이라는 소극적 개념에서 질병의 예방과 재활, 현재의 건강을 보다 더 나은 상태로 만들고자 하는 적극적인 개념으로 옮겨갔기 때문입니다.

'병'을 다루는 것이 아닌 '건강'을 다루기 위해서는 반드시 관리가 필요합니다.

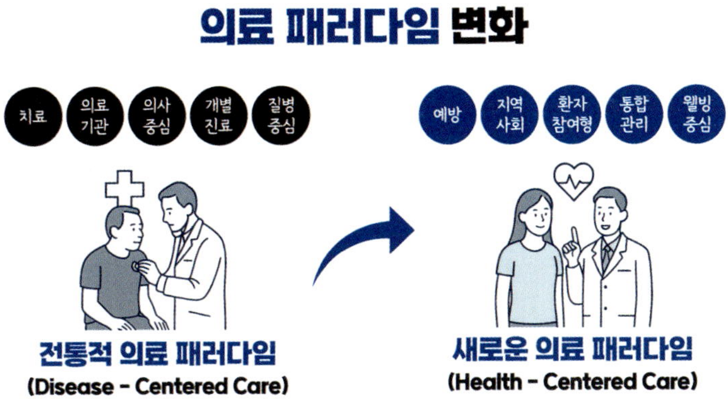

관리를 위해서는 병원을 자주 내원해야 합니다. 최근 병원에서만이 아닌 지역사회의 다양한 건강프로그램이 운용되고 있는 것도 의료 패러다임의 변화와 무관하지 않은 것입니다. 질병을 예방하고 건강을 유지, 관리하는 의료 패러다임과 재진 환자 관리는 결국 같은 의미인 것입니다. 재진 환자 관리는 이제 병원 경영 측면에서 바라봐야 합니다.

춘천예치과는 재진 환자의 관리가 신환을 끌어오는 것 이상의 중요성이 있다는 것을 일찌감치 깨달았습니다. 새로운 환자가 한 번 병원을 찾는 것보다 더 중요한 것은 그 환자가 병원을 믿고 다시 찾는 것입니다. 이러한 재진 환자의 역할이 병원의 경영 안정과 지속 가능성에 얼마나 크게 기여하는지를 깨닫고, 이를 병원의 핵심 전략으로 삼아 체계적으로 실행하고 있습니다.

신환에서 재진으로: 신뢰를 기반으로 한 성장

병원의 진료 수입이 지속적으로 증가하고 있는 이유는 환경적인 변화에도 불구하고, 신환보다는 재진 신환의 역할이 커졌기 때문입니다. 춘천예치과는 이를 위해 병원 시스템을 다음과 같이 변화시켰습니다.

- **신뢰를 중심으로 한 환자 관리:** 환자가 병원과 의료진, 담당 직원과 신뢰 관계를 쌓을 수 있도록 모든 과정을 재구성했습니다. 진료 후의 상담, 치료 후 관리, 정기적인 소통을 통해 환자가 언제나 병원으로 돌아오고 싶어지게 만들었습니다.
- **재진 환자 맞춤 시스템 도입:** 병원은 단순히 한 번의 방문으로 끝나는 공간이 아니라, 환자에게 꾸준히 도움을 줄 수 있는 곳이 되어야 한다는 철학을 바탕으로 시스템을 설계했습니다. 진료 기록의 디지털화, 환자의 개인별 건강 상태에 맞춘 관리 프로그램 그리고 환자가 직접 느끼는 가치를 높이기 위한 서비스가 이러한 시스템에 포함되었습니다.
- **재진 환자가 자랑하고 싶은 병원으로 만들기:** 고객이 춘천예치과를 '자랑하고 싶은 병원'으로 여기도록 만드는 것이 목표였습니다. 환자가 자신의 가족이나 친구에게 병원을 추천하고 싶을 만큼 진심으로 만족하고 감동받을 수 있도록 진료와 서비스에 최선을 다했습니다. 이는 단순히 의료서비스를 제공하는 것을 넘어 환자의 마음을 이해하고, 그들의 필요를 충족시켜 주는 과정에서 이루어졌습니다.

호리병형 구조로의 전환

춘천예치과의 마케팅 전략은 흔히 볼 수 있는 깔때기형 퍼널이 아닌 원통형 퍼널로 정의할 수 있습니다.

- **깔때기형 퍼널:** 노출률, 전환율, 유입률 등 광고 효과에 따라 많은 환자가 관심을 가지지만 실제 병원을 찾는 사람은 소수로 줄어드는 구조입니다.
- **원통형 퍼널:** 춘천예치과는 신환 유입 수는 상대적으로 적더라도, 병원을 찾은 환자가 체계적이고 세심한 관리로 인해 장기적으로 병원을 이용하는 구조를 만듭니다. 이는 기존 환자가 병원에 대한 충성도를 느끼고, 꾸준히 병원을 찾게 되는

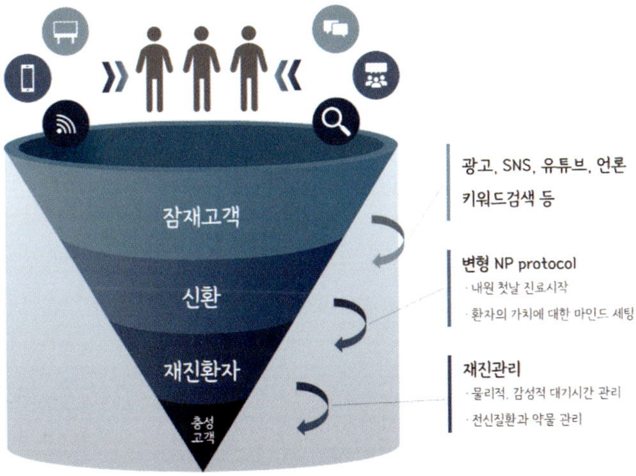

구매전환 퍼널맵(The Purchase Funnel)

결과를 낳습니다.

깔때기형에서 원통형의 퍼널로 바뀌기 위해서는 환자의 이탈을 막아야 합니다. 신환 관리를 통해서 재진 환자를 창출하고 지속적인 재진 환자의 관리로 충성 고객을 만들어 가는 과정이 필요합니다.

대부분의 병의원이 특별한 관리 프로그램 없이 단순히 신환이 일정 수준 방문하는 구조라면, 춘천예치과는 재진 환자 관리에 중점을 두어 병원의 지속적인 유지와 성장을 이끌고 있습니다.

재진 환자는 기억되고 싶다

나이가 들수록 병원은 반복적으로 찾게 되는 공간이 됩니다. 자연스레 의사나 의료진과의 관계도 깊어지지만, 그만큼 섭섭함이 커지는 순간도 찾아옵니다. 수십 번을 내원했지만 '성함과 주민등록번호 알려주세요'라는 말이 반복되면, 환자는 자신이 병원에서 어떤 존재인지 되돌아보게 됩니다.

사람은 누구나 자신이 기억되길 바랍니다. 이는 단순한 이름의 문제가 아닙니다. 환자는 외모나 복장, 말투, 호칭 등을 통해 자신의 정체성을 넌지시 전달합니다. 의사나 교수, 군인, 운동선수들이 유니폼을 입고 오는 이유는 그들의 역할을 알아봐 주기를 바라는 무언의 메시지입니다.

따라서 병원은 '환자분'이라는 말 대신, 가능하면 '선생님', '사모님', '교수님' 등 개인화된 호칭을 사용하는 것이 관계의 시작입니다. 물론 수많은 환자를 기억하기란 불가능에 가깝습니다. 그래서 더욱 차팅(차트 메모)이 중요합니다. 관계의 힌트, 특이사항, 환자의 직업, 성향 등을 기록하고, 후임자도 쉽게 파악할 수 있도록 메모가 돋보이게 정리해야 합니다. 이는 단골 환자를 관리하는 병원의 기본이자 품격입니다.

재진일수록 더 정성스러워야 한다

많은 병원에서 놓치는 것이 있습니다. 초진 환자에게는 친절한 설명과 충분한 상담을 하면서도, 재진 환자에게는 어느 순간 익숙함에 기댄 무관심이 생기는 것입니다. 환자 입장에서는 이렇게 느낄 수 있습니다. '이제 큰돈 쓸 일이 없으니까 나한텐 별로 신경 안 쓰는 건가?'

사실 재진 환자야말로 더 많은 관심과 경청이 필요한 존재입니다. 그들이 오랫동안 병원을 찾는다는 것은 병원에 대한 신뢰의 표현이기 때문입니다. 이 신뢰를 이어가기 위해서는 말을 끊지 않고 경청하는 자세가 필수입니다. 여기서 중요한 것은 '경청하고 있다는 신호'를 적극적으로 보여주는 것입니다.

고개를 끄덕이고, 가볍게 맞장구를 치며, 환자의 말을 반복하거나 요약해 주는 방식은 감정적 공감과 신뢰를 쌓는 데 강력한 도구가 됩니다. 특히 상대방의 말을 반복해서 이야기해 주는 것이 아주 효과적입니다. '내가 밥을 먹는데 옆집 할배를 만났지 뭐야. 내가 틀니가 불편해서 뺐다가 다시 끼었는데 그걸 봤나 몰라'라는 말을 들었을 때 '아, 네'라고 영혼 없이 대답하는 것보다는 '틀니를 그렇게 사람들 앞에서 빼셨어요? 하하, 그런데 그 할아버지도 틀니 했을 거예요'라고 상대의 말을 반복해 주는 것입니다. 이런 방법에 습관을 들이면 감정을 이입하여 경청하고 있다는 인상을 제공할 수 있습니다.

전신 건강까지 챙기는 치과

재진 환자는 나이가 들면서 복용 중인 약이 늘어나고, 전신 건강 상태가 달라지는 경우가 많습니다. 이때 치과에서 환자의 전체적인 건강 상태를 기억하고 고려해 주는 태도는 무척 중요합니다.

환자가 말하지 않더라도 복용 약이나 기존 질환을 먼저 언급하고, 그에 따른 치과 치료의 조정이나 주의사항을 설명해 주는 것은 환자에게 깊은 신뢰를 안겨줍니다. '지난번 오셨을 때 혈압약 바꾸셨다고 하셨는데, 이번 마취는 그에 맞춰서 조절하겠습니다'라는 말 한마디는 환자에게 '나는 기억되고 있다'는 안도감을 줍니다.

필요하다면 해당 환자의 주치의에게 소견서를 보내는 등의 적극적인 연계도 중요합니다. 환자는 '내 건강을 전체적으로 고려해 주는 병원'이라는 느낌을 받을 때, 쉽게 병원을 바꾸지 않습니다.

기다림은 환자의 감정이다

기다림은 환자에게 시간의 문제가 아니라 감정의 문제입니다. 재진 환자가 가장 민감하게 느끼는 것이 바로 '기다림에 대한 대우'입니다. 이 점에서 David H. Maister 교수가 제시한 '기다림의 심리학'은 의료 현장에 꼭 맞는 통찰을 제공합니다. 다음은 치과 대기실에 적용 가능한 전략입니다.

- **지루하지 않게:** 환자가 할 일이 없을 때 대기 시간은 길어집니다. 잡지, 영상, 디지털 안내 콘텐츠 등으로 시선을 분산시켜야 합니다.
- **서비스가 시작된 듯 느끼게:** 대기 중 치과위생사가 먼저 간단히 상태 확인을 하거나 진료에 대해 설명을 시작하면 기다림이 덜 불편합니다.
- **불안을 줄여라:** 예약 순서가 지켜지고 있다는 인상을 주고, 지연이 발생할 경우 설명과 사과를 곁들여야 합니다.
- **기다림에 이유를 주라:** '이번 진료는 잇몸 상태를 더 깊이 보기 위해 시간 조정이 필요했습니다'처럼, 기다림의 의미를 알려주는 말이 필요합니다.
- **같이 기다리는 사람이 있다면 덜 힘들다:** 대기 공간에서 자연스럽게 직원의 응대나

타 환자의 편안함이 보이면 기다림이 덜 외롭게 느껴집니다.

단지 시간을 줄이는 것이 목표가 아니라, 환자가 느끼는 감정의 질을 높이는 것이 핵심입니다.

재진은 반복이 아니라 관계의 축적

재진 환자는 병원의 진료 실력뿐 아니라 정서적 케어와 기억력, 신뢰, 배려의 총합을 경험합니다. 진료실에서의 작은 말 한마디, 대기실에서의 짧은 눈인사, 이름을 부르는 따뜻한 목소리 하나가 환자에게 '다시 오고 싶은 병원'으로 각인됩니다.

재진 환자 관리는 단순히 일정 체크가 아니라 관계 유지의 기술입니다. 치과의 진정한 경쟁력은 초진 유치보다도 재진을 놓치지 않는 정성에서 나옵니다. 초진은 문을 여는 시작이라면, 재진은 병원이 계속 열려 있게 만드는 숨은 힘이기 때문입니다.

이어지는 믿음과 관리의 힘

前 보철1과 실장 **이정은**

춘천예치과와 함께했던 시간은 여전히 제 마음속에 소중한 추억으로 자리 잡고 있습니다. 지금은 이사로 인해 다른 병원에서 일하고 있지만, 춘천예치과는 제가 일했던 곳 이상의 의미를 가지고 있습니다. 처음 입사했을 때부터 느꼈던 원장님들의 진심 어린 마음과 병원을 향한 열정은 오랜 시간이 지난 지금도 선명히 떠오릅니다.

춘천예치과에서 제가 가장 인상 깊었던 부분은 환자를 대하는 방식이었습니다.

단순히 치료를 끝내는 것으로 끝나는 것이 아니라, 그 이후의 관리까지 꼼꼼히 이어가는 재진 관리 시스템은 병원의 핵심 철학을 잘 보여줍니다. 환자가 치료를 받은 뒤에도 정기적으로 체크하고 필요한 리콜을 통해 건강을 유지할 수 있도록 돕는 과정은 단순한 의료서비스를 넘어 환자의 삶을 책임지는 모습이었습니다. 이 시스템은 단순히 환자를 병원의 손님으로 대하는 것이 아니라, 환자 개개인의 건강 여정을 함께 동행하는 모습이었습니다.

춘천예치과의 재진 관리 철학은 단순히 병원의 운영 방식을 넘어 환자에게 감동과 신뢰를 심어 줍니다. 환자가 다시 병원을 찾을 때 그곳이 단순한 치료 공간이 아니라 자신을 이해하고 돌봐주는 안전한 장소라는 믿음을 느끼는 것, 그것이 춘천예치과의 진정한 강점이라고 생각합니다.

저희 부모님 역시 춘천예치과에서 이런 관리를 받고 계십니다. 제가 함께할 수 없는 상황에서도 병원은 부모님을 가족처럼 따뜻하게 맞아 주시고, 철저하게 치료 과정을 관리해 주셨습니다. 병원을 떠나고 나서도 이렇게 가족이 계속해서 병원을 찾고 있다는 사실은 춘천예치과가 얼마나 큰 신뢰를 주는 곳인지 증명합니다. 그 결과 부모님은 치아 건강을 유지하며 이전보다 더 건강하고 행복한 일상을 보내고 계십니다. 이러한 경험을 통해 춘천예치과의 환자 관리 시스템이 단순한 의료서비스가 아니라 삶의 질을 높이는 중요한 요소임을 다시 한번 깨닫게 되었습니다.

춘천예치과의 진정한 힘은 사람에게 있습니다. 병원의 모든 직원은 환자의 불편함을 세심히 살피고, 그들의 이야기를 귀 기울여 들으며, 환자 중심의 치료를 실천하고 있습니다. 원장님부터 상담실, 진료실에 이르기까지 모든 단계에서 환자를 위한 따뜻한 마음이 녹아 있습니다. 이런 진심이 환자에게 전해지면서 병원은 단순한 의료 공간을 넘어 믿음과 신뢰가 쌓이는 공간으로 자리 잡았습니다.

현재 저는 다른 병원에서 일하고 있지만, 춘천예치과에서 배운 경험과 철학은 제 직업적 가치관의 중심이 되었습니다. 환자의 입장에서 먼저 생각하고, 단순히 병을 치료하는 것을 넘어 그들의 삶을 어떻게 개선할 수 있을지 고민하는 방식은 제가 지금도 지키고자 하는 원칙입니다. 춘천예치과는 단순히 치료를 제공하는 병원이 아니라 환자와의 관계를 지속적으로 이어가며 그들의 삶에 긍정적인 영향을 미치는 곳입니다. 이곳에서의 경험은 제가 지금의 자리에서 더 나은 의료인이 되도록 이끌어 준 밑거름이 되었습니다.

춘천예치과의 이러한 노력은 환자뿐만 아니라 지역사회에도 큰 영향을 미치고 있습니다. 무료 진료나 지역 문화 행사를 통해 지역 주민과 소통하며, 지역사회의 건강과 행복을 위해 헌신하는 모습은 단순히 의료기관으로서의 역할을 넘어섭니다. 이는 춘천예치과가 왜 많은 사람에게 신뢰받고 사랑받는 병원인지 잘 보여줍니다.

춘천예치과가 앞으로도 변함없이 이 자리를 지켜 주기를 진심으로 바랍니다. 20주년을 넘어 100년을 이어갈 병원으로, 환자와 직원 모두가 함께 성장하고 신뢰를 쌓아가는 공간으로 남아 있기를 기대합니다. 춘천예치과의 진심이 계속해서 많은 사람에게 닿길 바라며, 저도 그 일원으로서 자부심을 느낍니다.

새로운 시작, 클로징

춘천예치과의 모든 직원은 단순히 자신에게 맡겨진 역할을 수행하는 데 그치지 않고, 환자와의 신뢰를 구축하고 관계를 관리하는 데 중심적인 역할을 합니다. 이는 병원과 환자 그리고 직원이 긴밀하게 연결되는 중요한 지점이며, 병원의 성장을 이끄는 필수적인 요소로 작용합니다.

클로징: 관계를 완성하는 마케팅의 핵심

마케팅과 영업에서 '클로징(Closing)'은 단순히 거래를 끝맺는 것을 넘어, 고객과의 관계를 확정짓고 이를 지속적으로 이어가는 과정으로 정의됩니다. 지그 지글러(Zig Ziglar)의 저서에서도 강조되듯이, 클로징은 판매자의 기술이나 논리가 아닌, 고객의 신뢰와 감정을 바탕으로 이루어져야 합니다.

춘천예치과의 직원은 환자와의 관계에서 이러한 클로징의 철학을 그대로 실천하고 있습니다. 병원을 단순히 치료를 제공하는 곳으로만 생각하지 않고, 환자와 지속 가능한 관계를 맺는 공간으로 확장해 나가는 것입니다.

- **환자의 니즈 파악:** 지그 지글러는 '판매는 고객의 문제를 이해하는 것에서 시작한다'고 말합니다. 병원의 직원은 환자의 불편과 니즈를 경청하고 이를 통해 환자 맞춤형 솔루션을 제공합니다. 단순히 의료서비스를 제공하는 것이 아니라 환자

가 필요로 하는 것과 원하는 결과를 연결하는 다리 역할을 합니다.

- **결정 과정의 동반자 되기:** 클로징의 핵심은 고객이 스스로 결정을 내리도록 돕는 데 있습니다. 춘천예치과의 직원은 환자가 치료를 결정하는 순간까지 불안과 두려움을 해소하며 신뢰를 바탕으로 선택을 유도합니다. 이를 통해 환자 스스로 병원과의 관계를 선택하게 하고, 이 선택이 옳다는 확신을 심어 줍니다.
- **클로징 이후의 관계 유지:** 마케팅에서 클로징은 거래의 끝이 아니라 관계의 시작입니다. 춘천예치과에서는 환자와의 클로징을 통해 단기적 목표를 달성하는 데 그치지 않고, 재진 환자로 이어지도록 장기적 관계를 설계합니다. 이는 단순히 병원 방문의 반복이 아니라 신뢰를 바탕으로 한 건강관리의 여정을 함께하는 것입니다.

신뢰를 통해 클로징을 완성하다

춘천예치과의 직원 중 한 실장과의 인터뷰에서 '당신이 병원에 남아야 하는 이유는 무엇인가요?'라는 질문에, 그 실장은 이렇게 대답했습니다.

"제가 관리하고 있는 환자가 있어서입니다."

이 대답은 환자와의 관계가 단순한 업무 수행의 결과가 아니라, 직원이 병원에 존재하는 이유라는 사실을 보여줍니다.

병원은 단순히 기술적 치료를 제공하는 곳이 아닙니다. 직원은 자신의 지식과 기술을 통해 환자의 불편을 줄이고, 환자와의 신뢰를 바탕으로 병원과의 관계를 완성시켜 나갑니다. 이는 병원의 지속적인 성장의 기반이 됩니다. 병원에서의 클로징은 단순히 환자를 병원에 머물게 하는 것이 아닙니다. 이는 환자와의 관계를 지속적으로 관리하고, 신뢰를 기반으로 성장시키며, 환자와 병원이 함께 건강과 신뢰의 여정을 만들어 가는 과정입니다.

지그 지글러의 '클로징은 고객이 자신이 옳은 결정을 내렸다고 확신하게 만드는 것'이라는 말처럼, 춘천예치과의 클로징은 환자가 병원에서 자신이 올바른 선택을 했다고 느끼도록 이끄는 철학과 맞닿아 있습니다. 이 철학은 단순한 마케팅 전략을 넘어, 환자와 직원 그리고 병원이 함께 성장하는 관계의 기본 원칙을 보여줍니다. 춘천예치과는 오늘도 이 철학을 바탕으로 환자와의 관계를 맺고, 클로징을 완성하며 신뢰와 성장의 길을 걷고 있습니다.

환자의 미소

치주과 상담실장 **남선미**

2011년 4월, 봄기운이 퍼지던 날 저는 춘천예치과에 입사했습니다. 그로부터 14년, 진료실과 치주과 상담실에서 수많은 환자를 만나며 웃고 울었던 순간이 머릿속을 스쳐 갑니다. 그중에서도 제 마음 깊은 곳에 오래 남아 있는 한 어르신과의 인연을 이야기해 보려 합니다.

치주과 환자로 오랜 기간 내원했던 환자분이 어느 날 진료를 마친 후 조심스럽게 원장님께 말씀하셨습니다.

"사실 저희 아버지께서 거동도 불편하시고, 여러 병으로 장기 입원 중이십니다. 틀니를 하셨는데 너무 불편해하셔서 지금은 끼지도 못하고, 식사도 거의 못 하십니다. 혹시 진료가 가능할까요?"

원장님께서는 이야기를 들으시고, 언제든 시간을 내어 모시고 오라고 따뜻하게 답하셨습니다. 며칠 뒤, 휠체어에 탄 어르신과 아드님이 병원에 들어섰습니다. 어르신은 긴장된 모습이 역력했고, 막막함과 절실함이 고스란히 느껴졌습니다. 그분의 눈에는 피로와 함께 어딘가 포기한 듯한 체념도 엿보였습니다. 그리고는 나지막

한 목소리로 말씀하셨습니다. '내가 살면 얼마나 더 살겠어. 살아 있는 동안, 음식 좀 먹게만 해 줘….'

그 한마디가 가슴을 찌르듯 아팠습니다. 식사는 단순한 행위가 아닌, 한 인간의 삶을 지탱하는 마지막 존엄처럼 느껴졌습니다. 진료가 시작되었고 저 역시 긴장의 끈을 놓을 수 없었습니다. 어르신의 구강 상태는 매우 안 좋았고, 틀니 착용도 쉽지 않은 상황이었습니다. 진료 때마다 어르신은 경직되어 있었고, 저는 조심스레 그 손을 잡고 말했습니다. '괜찮으세요. 힘드시면 천천히 하셔도 돼요. 걱정 마세요.' 그러면 어르신의 얼굴엔 아주 작은 신뢰의 기색이 피어오르곤 했습니다.

어느 날은 진료 중 어르신이 무의식적으로 제 손을 깨문 적도 있었습니다. 갑작스러운 통증에 손에는 치아 자국이 선명히 남았고 퉁퉁 부어 올랐습니다. 그 모습을 보신 어르신은 연신 사과하셨고, 저는 '괜찮습니다. 신경 쓰지 마세요.'라고 안심시켜드렸습니다. 덜덜 떨리는 그 손을 다시 잡았을 때 불안과 감사, 두려움과 희망이 고스란히 전해졌습니다.

시간이 지나 치료가 안정되었고, 어느 날 어르신은 진료실에서 환하게 웃으셨습니다. '이제 음식 먹을 수 있게 됐어!' 그 웃음엔 회복된 자존심과 살아갈 힘이 담겨 있었습니다. 치료가 마무리되어 갈 무렵, 어르신의 눈가에는 잔잔한 빛이 맴돌았고 가족들은 눈시울을 붉히며 말했습니다. '이렇게까지 좋아질 줄 몰랐어요. 정말 감사합니다.' 진료실을 나서던 그날, 저도 모르게 눈물이 고였습니다. 동료들은 그런 저를 보며 '그동안 정말 고생 많았어'라고 따뜻하게 말해 주었습니다.

몇 달 후, 어르신은 휠체어 없이 병원에 오실 정도로 기력을 회복하셨고 식사도 예전처럼 잘 하신다며 가족들은 '기적'이라고 감사 인사를 전하셨습니다. 지금도 어르신은 정기검진을 위해 병원을 찾으시고, 상담실을 지나실 때면 저를 보며 환한 미소로 인사해 주십니다. 그 미소는 단순한 웃음이 아니라, 삶을 회복한 한 사람의 존엄이 깃든 진짜 미소입니다.

이 일을 하며 수많은 환자를 만나지만, 그날의 그 미소는 여전히 제 마음을 가장 깊이 울리는 장면으로 남아 있습니다. 진료실은 때때로 아픔이 시작되는 곳이지만, 동시에 희망이 다시 피어나는 공간이기도 합니다. 그 희망의 순간을 함께할 수 있다는 것—그것이 제가 이 자리를 지키는 가장 큰 이유입니다. 그리고 그 환한 미소는 지금도 제게 다시 힘을 내게 하는 가장 진한 보상입니다.

치과의 역할과 지역사회에서의 책임

춘천예치과는 단순히 치아를 치료하는 공간을 넘어, 지역사회의 건강과 삶의 질을 책임지는 중요한 역할을 담당하고 있습니다. 치과의사와 치과위생사는 단순히 치아와 잇몸의 문제를 해결하는 전문가로서의 역할을 넘어서, 환자가 더 나은 삶을 살 수 있도록 돕는 동반자이기도 합니다. 치아 건강은 전체적인 신체 건강과 밀접하게 연관되어 있어 환자에게 건강한 삶의 기반을 제공하는 데 필수적인 역할을 합니다.

춘천예치과는 그 역할을 누구보다 잘 수행하려고 노력하고 있습니다. 환자의 불편을 넘어 삶의 질을 개선하기 위해 최선을 다하며, 환자와 가족에게 신뢰와 안정을 주는 공간으로 자리 잡았습니다. 고령 환자를 위한 세심한 배려, 지역사회의 건강을 위해 노력하는 모습은 춘천예치과의 진정성을 그대로 보여줍니다.

춘천예치과는 앞으로도 지역사회의 건강과 행복을 위해 헌신하며, 환자와 직원 모두가 함께 성장하는 따뜻한 병원으로 남을 것입니다.

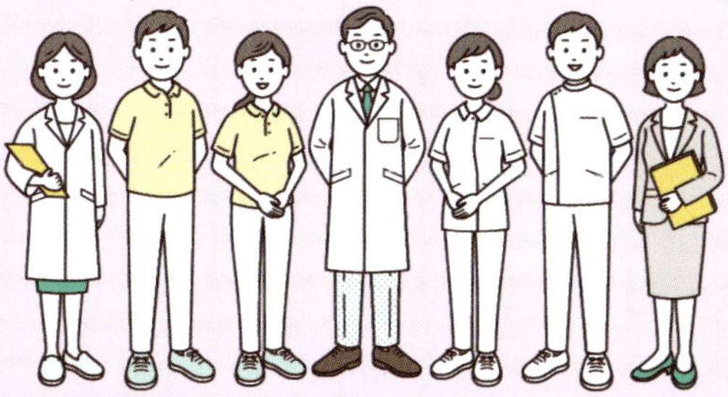

Part 6.

정년 없음

"흐름을 거스르지 않는 병원, 오래도록 머물고 싶은 곳."

100년을 이어갈 치과

직원과 함께 성장하는 병원

앞서 이야기한 춘천예치과의 성공적인 재진 환자 관리 프로그램의 중심에는 직원이 있습니다. 환자의 고민과 필요를 직접 듣고 해결하는 실장들의 업무 전화에는 병원과 환자 사이의 깊은 신뢰가 담겨 있습니다. 이러한 신뢰는 단순히 진료 과정을 넘어서 병원의 문화를 형성합니다.

- **정년 후에도 지속 가능한 관계:** 춘천예치과는 환자뿐만 아니라 직원과 의료진이 병원과 함께 나이 들어 갈 수 있는 환경을 만듭니다. 정년 이후에도 원하면 병원에서 자신의 경험과 지식을 활용할 수 있는 기회를 제공합니다. 이러한 정책은 병원과 직원 간의 신뢰를 강화하며, 장기적인 병원 성장에 기여합니다.
- **직원의 자부심과 지속 가능성:** 직원은 자신이 환자와 병원을 연결하는 중요한 역할을 한다는 자부심을 가지며 일합니다. 병원은 직원에게도 안전한 공간이 되기를 희망하며, 정년 이후에도 병원과 연결될 수 있는 다양한 방안을 마련하고 있습니다.

춘천예치과는 단순히 환자에게 의료서비스를 제공하는 곳이 아닙니다. 환자와 직원 모두가 함께 성장하고, 나이 들어 갈 수 있는 지속 가능한 공간입니다. 이러한 철학은 신환보다 재진 환자에게 초점을 맞추는 병원의 전략에서 비롯되었습니다. 환자와 직원 간의 신뢰와 유대를 기반으로 한 시스템과 문화를 통해 병원은 안정적이고 꾸준한 성장을 이어가고 있습니다.

이곳에서는 환자뿐만 아니라, 병원과 함께한 모든 이들이 서로를 위한 신뢰와 성장을 느낄 수 있습니다. 춘천예치과는 오늘도 그렇게 환자와 직원 모두의 이야기를 귀 기울여 듣고 있습니다.

함께 나이 들어 가는 병원

대한민국 의료 현장에서 정년은 법적으로 정해져 있지만, 체력적 한계와 병원 운영의 특성상 암묵적으로 정해져 있는 것이 현실입니다. 특히 간호사, 치과위생사, 의료기사 등 진료 보조 업무를 맡은 의료인력은 환자와 직접 대면하며 의사와 소통하고, 수술실에서 장시간 보조하는 육체적으로 힘든 업무를 수행합니다. 이러한 직무 특성상 중년 이후 자연스럽게 은퇴를 고려하게 되는 경우가 많습니다.

또한 병원에서는 연차가 낮고 상대적으로 인건비가 저렴한 젊은 인력을 선호하는 경향이 있습니다. 이로 인해 의료 현장에서는 20~30대의 젊은 직원이 주를 이루는 모습을 흔히 볼 수 있습니다. 2020년 기준으로 요양기관 근무 간호사의 평균 연령은 36.2세, 치과위생사의 평균 연령은 35.6세로 나타났으며, 이 중 29세 이하 치과위생사가 48.4%를 차지하고 있습니다. 이는 의료 분야에서 체력적 요구와 은퇴 시기가 밀접하게 연관되어 있음을 보여줍니다.

춘천예치과의 차별화된 접근

춘천예치과는 함께 성장해 온 직원의 경험과 가치를 소중히 여기며, 이들의 지식과 노하우를 병원의 중요한 자산으로 간주합니다. 장기간 근무한 직원은 병원과 환자의 이력을 공유하며 의사가 기억하지 못하는 세세한 부분까지도 세심하게 응대합니다. 이러한 경험은 환자에게 안정감을 주고 병원의 신뢰와 서비스 품질을 유지하는 데 큰 역할을 합니다.

그러나 장기근속에 따른 인건비 증가가 현실적인 부담으로 작용할 수 있다는 점도 간과하지 않습니다. 춘천예치과는 이를 해결하기 위해 다음과 같은 방식을 채택하고 있습니다.

- **임금 동결과 인센티브 구조:** 일정 연차가 되면 기본 연봉은 동결되지만, 업무 성과와 전문성을 인정받아 고유의 업무에 대해 인센티브가 지급됩니다. 이를 통해 병원은 인건비 부담을 줄이는 동시에 직원에게 지속적인 동기부여를 제공합니다.
- **장기근속에 대한 보상:** 열심히 일하는 직원에게는 인센티브를 통해 공정한 보상이 이루어지며, 이는 직원이 정년까지도 의미 있는 역할을 수행할 수 있도록 유도합니다. 또한 정년 후에도 병원에서 새로운 형태로 근무를 이어갈 수 있는 여지를 남겨 두어, 병원과 직원 모두에게 윈윈(win-win) 구조를 제공합니다.

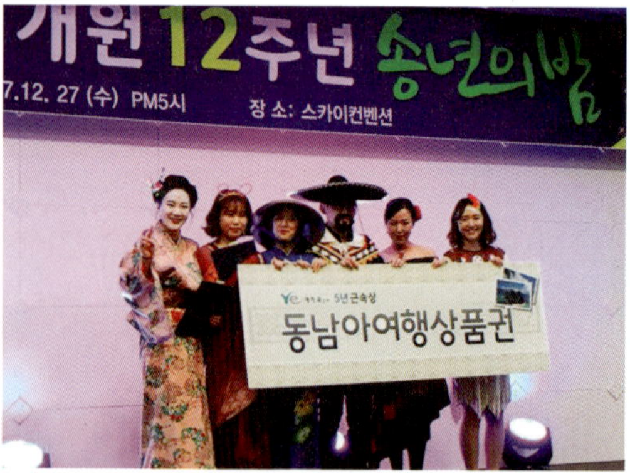

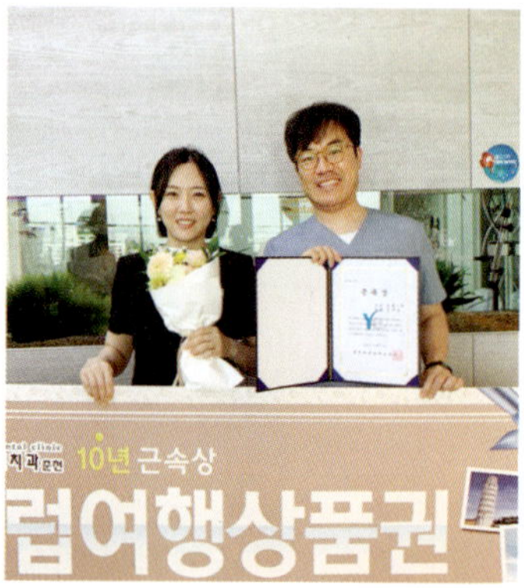

춘천예치과는 장기근속자를 소중하게 생각합니다. 그에 따른 책임과 보상도 균형 있게 유지하려고 노력합니다.

경력이 자라는 병원

보철1과 진료실장 **엄예슬**

대학을 졸업하고 서울로 상경해 3년간 치과위생사로 일했습니다. 바쁘고 새로운 환경이 주는 자극은 컸지만, 어느 날 갑작스러운 건강 문제로 수술을 받고 회복하면서 삶의 방향을 다시 고민하게 되었습니다. 부모님은 춘천 근처에서 안정적으로 생활해 보는 건 어떨겠냐고 조심스럽게 권하셨고, 문득 실습을 했던 '춘천예치과'가 떠올랐습니다. 직원 수가 많은 대형 치과라는 첫인상에 당시엔 많이 긴장했지만, 막상 실습해 보니 너무도 따뜻하고 가족 같은 분위기가 인상 깊었습니다. 그래서 망설임 없이 입사지원서를 냈고, 그렇게 시작된 인연이 어느덧 14년이 되었습니다.

지난 14년 동안 저는 춘천예치과라는 울타리 안에서 제 인생의 가장 소중한 챕터를 맞이했습니다. 연애, 결혼, 임신, 출산, 육아까지—이 병원 안에서 저는 인생의 큰 전환을 겪었습니다.

처음 입사했을 때는 낯선 환경에 적응하는 것이 쉽지 않았습니다. 하지만 든든한 동료들 덕분에 안정적으로 적응해 나갔고, 그렇게 함께 일하던 중 기공실에서 근무하던 지금의 남편과 인연이 닿았습니다. 병원 안의 몇 안 되는 사내 커플이었기에 더욱 조심스럽기도 했지만, 동료들의 응원과 축복 속에서 28살에 결혼을 했고, 지금 생각해도 너무 감사한 시간이었습니다.

남편과 함께 일하다 보니 자연스럽게 기공 분야에 대한 관심도 깊어졌습니다. 당시 병원이 디지털 기공 시스템을 도입하는 중요한 시기를 맞이했을 때, 저는 진료실에 있으면서도 기공을 이해하고 소통할 수 있는 사람으로 자리매김할 수 있었습니다. 지금은 남편이 독립해 기공소를 운영하고 있지만, 저는 여전히 이곳에서 기공과 진료를 연결하는 실무자로서 보람을 느끼며 일하고 있습니다. 저의 이 독특한 배경은 춘천예치과의 디지털 전환에도 작은 도움이 되었기를 바랍니다.

결혼 이후에는 자연스럽게 임신과 출산을 맞이하게 되었지만 그 과정에서 걱정도 생겼습니다. 휴직 후 다시 복귀할 수 있을까? 복귀하더라도 원래 맡았던 보철1과로 돌아갈 수 있을까? 이런 고민은 아마 많은 여성 직장인이 한 번쯤은 해 보았을 고민일 겁니다. 다행히 이 병원엔 저보다 앞서 결혼과 육아를 병행하며 근속해 온 선배가 많았습니다. 그리고 그 길을 먼저 걸어간 선배가 있다는 것은, 병원이 그만큼 '기다려 주는 조직'이라는 뜻이기도 했습니다.

춘천예치과는 단순히 육아휴직 제도를 '허용'하는 데 그치지 않습니다. 눈치 보지 않고 쉴 수 있게 배려해 주고, 복귀할 때는 가능한 한 기존 보직으로 돌아갈 수 있도록 시스템을 마련해 둡니다. 제 경우에도 출산 후 복귀했을 때 여전히 제가 맡았던 보철1과의 일원으로 일할 수 있었습니다. 지금 생각해 보면, 그 덕분에 제 전문성과 실무 흐름이 단절되지 않았고 이후 진료실장으로 성장하는 데도 큰 기반이 되었던 것 같습니다.

이 병원에서의 시간은 단지 '직장생활의 연장'이 아닙니다. 가정의 탄생과 아이의 성장 그리고 전문가로서의 지속적인 경력의 흐름이 자연스럽게 이어질 수 있도록 도와준 환경이었습니다. 이곳엔 단지 좋은 복지가 있는 게 아니라, 가족을 우선으로 생각하는 문화가 뿌리 깊게 자리하고 있습니다. 그래서 저처럼 결혼을 하고 아이를 키우는 동료가 많고, 다들 오래도록 이 병원에서 함께하고 있습니다.

이제 제 아이는 9살이 되었고 저는 워킹맘으로서 여전히 진료실에 있습니다. 때때로 후배들이 저에게 임신과 출산을 앞두고 조심스레 조언을 구합니다. 그럴 때마다 저는 자신 있게 말합니다.

"예치과는 자리를 지켜 주는 병원이야. 아이도 키우고, 일도 계속할 수 있어."

그리고 언젠가 후배들이 저를 보며, '나도 저렇게 되고 싶다'고 말해 주길 바랍니다. 제 이야기가 누군가의 용기가 된다면 저는 이 자리에서 더 오래, 더 든든히 서 있을 수 있을 것 같습니다.

물 흐르듯 흐르는 조직을 위하여

병원 조직에서 장기근속은 종종 안정성과 신뢰의 상징으로 여겨집니다. 오랜 시간 함께한 직원은 병원의 역사와 문화를 공유하며, 환자에게도 익숙한 얼굴로 신뢰감을 줍니다. 그러나 장기근속이 많아진다고 해서 반드시 긍정적인 결과만 있는 것은 아닙니다. 특정 연차 이상의 직원이 조직에서 자리만 차지하고, 변화나 새로운 시도에는 소극적인 모습을 보일 경우 조직의 역동성이 떨어지고 젊은 인력의 성장이 제한되기도 합니다.

춘천예치과도 기간이 지나면서 장기근속자가 늘어난 대신 젊은 직원의 퇴사율이 높아지는 현상이 발생했습니다. '진급할 자리가 없다'는 인식은 능력 있는 신입직원이 미래를 병원 밖에서 찾게 만드는 직접적인 원인이 되었습니다. 그리고 이 현상은 단지 병원의 인사문제에 그치지 않고 전체적인 분위기와 성장 가능성에도 영향을 미칩니다. 경직된 위계 구조는 결국 병원을 더디게 만들고, 활기찬 에너지를 조직 밖으로 밀어내기 때문입니다.

직급 체계의 재설계와 유연한 역할 재배치

이 문제를 해결하기 위해 기존의 연차 위주 직급 체계에서 벗어나 '능력 중심의 직책 부여' 방식을 도입하고 있습니다. 예를 들어, 진료 경험이 적더라도 커뮤니케이션 능력이 뛰어나고 적극적인 태도를 보이는 직원에게는 상담실장, 진료실장 등의 실무 리더 역할을 부여해 조직 내 동기부여를 극대화합니다. 반대로 연차 높은 직원에게는 실장이라는 직함보다는 본인이 잘할 수 있는 역할(환자 관리, 주임 역할, 후배 교육 등)을 맡게 하여 자존감은 유지하되 실무의 중심은 자연스럽게 세대교체되도록 유도합니다.

이러한 체계 안에서는 젊은 직원이 병원의 중심축이 되어 조직의 분위기를 주도하고, 선배는 조력자 역할을 하며 경험을 전수하는 '이상적인 수평적 팀워크'가 형성됩니다. 물론 이러한 구조가 한 번에 완성되는 것은 아닙니다. 중요한 것은 원장이 조직의 역학을 예민하게 파악하고, 연차에 상관없이 적재적소에 인력을 배치하는 역량입니다.

이를 위해 정기적인 직원 평가 시스템이 도움이 될 수 있습니다. 특히 익명성과 다면평가를 기반으로 한 내부 평가 시스템은 직원 개개인의 능력과 태도를 보다 객관적으로 파악할 수 있게 합니다. 실제로 악의적인 평가는 패턴이 반복되기 때문에 분별할 수 있으며, 오히려 조직 전반의 신뢰도를 높이는 효과도 있습니다.

평가요소		평가내용	평점
업무 실적 (30)	업무 달성도	주어진 기한 내에 업무를 정확하고 신속하게 처리한다.	
		시간 관리와 업무 배분을 효과적으로 관리하여 환자와의 약속을 잘 이행하고 있다.	
	업무개선 및 공헌도	업무 환경 개선을 위한 연구와 정책 마련 등 업무개선 향상에 공헌하고 있다.	
		업무에 대한 새로운 방법이나 아이디어를 창출하는 능력이 뛰어나며 이를 효과적으로 반영할 방법을 모색,건의한다	
	노력정도	주어진 업무와 관련하여 최선의 노력으로 임하며, 부족한 부분에 협조를 구하는 등 업무 달성을 위해 노력하고 있다.	
		맡은 업무에 대한 목표가 뚜렷하며, 기존의 규칙이나 방법들을 연구하고 새로운 기회를 탐색함으로써 지속적인 개선을 이룬다.	
업무 수행 능력 (45)	업무관리 능력	환자와 병원간의 균형에 대해 고민하고 실천하며, 고객만족을 위해 노력한다.	
		돌발 상황 등에도 순발력 있고 유연하게 대처하는 능력이 있다.	
	전문지식	업무수생상 필요한 전문지식과 상식이 풍부하며, 충분한 유연성을 갖추고 있고 때로는 독립적이고 주도적으로 일을 추진할 수 있는 능력을 갖추고 있다.	
		환자가 납득하도록 정확하고 분명한 정보를 제공하고 설명하며, 환자의 Needs를 파악하는 능력이 탁월하다.	
	업무이해 판단력	업무의 핵심을 정확하게 이해 · 파악하여 신속하게 처리하며, 문제발생 시 적절한 판단과 대안을 제시한다.	
		환자의 요구에 대해 정확하게 판단 · 이해하며 이를 전달함에 있어 신속하고 간결한 일처리를 통해 업무 효율성을 높이고 있다.	

춘천예치과 직원 평가서의 일부. 익명성과 다면평가를 기반으로 한 내부평가 시스템으로 개인의 능력과 태도를 객관적으로 파악하려고 노력하고 있습니다.

고인물 관리: 솎아 내는 것이 아닌, 유도하는 방식

'고인물'은 단지 오래된 직원만을 의미하는 것이 아닙니다. 변화에 저항하고, 새로운 시도에 소극적인 태도를 고집하며, 후배에게 경직된 태도로 대응하는 직원이 문제의 핵심입니다. 이들을 어떻게 대할 것인가? 법적인 제재 없이 조직의 활력을 회복하려면 '내부 이동'이나 '자율적 전환'을 유도하는 것이 효과적일 수 있습니다.

예컨대, 신규 프로젝트나 TF팀에 대한 참여를 권유하거나 교육 담당, 환자 관리 담당 등 현재 업무와 다르지만 조직에 필요한 역할로 전환을 제안하는 방식입니다. 이를 통해 직원 스스로 역할에 대한 책임감을 느끼고 변화의 주체로 자리 잡게 하는 것이 핵심입니다. 물론 개선이 없는 경우, 일정 기간의 성과 관리 면담 후 계약 조건 조정이나 구조조정도 불가피할 수 있습니다. 단, 이 과정은 항상 '공정성'과 '객관성'이 보장되어야 하며, 조직 전체에 예외 없이 적용되어야 합니다.

장기근속은 그 자체로 자산이 되기도 하지만, 유연하지 못한 구조와 만나면 쇠약의 징후가 되기도 합니다. 젊은 인재들이 자리를 떠나는 것은 개인의 문제가 아닌 조직 시스템의 결과입니다. 진급의 사다리는 누구에게나 열려 있어야 하고, 변화의 중심에는 연차가 아닌 '의지와 능력'이 있어야 합니다.

지금 필요한 것은 오래된 물을 버리는 것이 아니라 물이 흐르도록 하는 것입니다. 그렇게 할 때 병원은 계속 흐르며 더 멀리, 더 건강하게 나아갈 수 있을 것입니다.

함께 나이 들어 가는 병원의 의미

춘천예치과는 단순히 환자를 치료하는 의료기관을 넘어, 직원과 함께 성장하고 함께 나이 들어 가는 문화를 만들어 가고 있습니다. 젊은 직원들이 병원의 활기를 더한다면, 연차가 높은 직원들은 병원의 깊이를 더합니다. 이들의 경험과 기억은 환자에게 안정감을 제공하고, 병원의 정체성을 강화하는 중요한 요소로 작용합니다.

이러한 문화는 직원이 정년까지 성장과 발전을 멈추지 않도록 지원하며, 환자와 직원 모두에게 특별한 공간을 제공합니다. 춘천예치과는 단순히 '젊고 새로운 인력'을 찾는 병원이 아니라, 장기근속 직원의 가치와 경험을 존중하며 지속 가능한 성장을 추구하는 병원입니다.

춘천예치과의 사례는 대한민국 의료 업계에서 장기근속과 정년을 바라보는 새로운 기준을 제시합니다. 의료 현장에서 정년은 단순히 끝이 아닌 새로운 시작이 될 수 있습니다. 춘천예치과는 직원이 체력적 한계로 은퇴를 고려해야 하는 시점에서도 병원과 환자에게 계속해서 기여할 수 있는 환경을 제공하며, 이를 통해 조직의 안정성과 지속 가능성을 유지하고 있습니다.

결국 춘천예치과는 함께 나이 들어 가는 직원과 함께 성장하며 병원과 직원 그리고 환자 모두가 서로를 위해 존재하는 특별한 공간을 만들어 가고 있습니다.

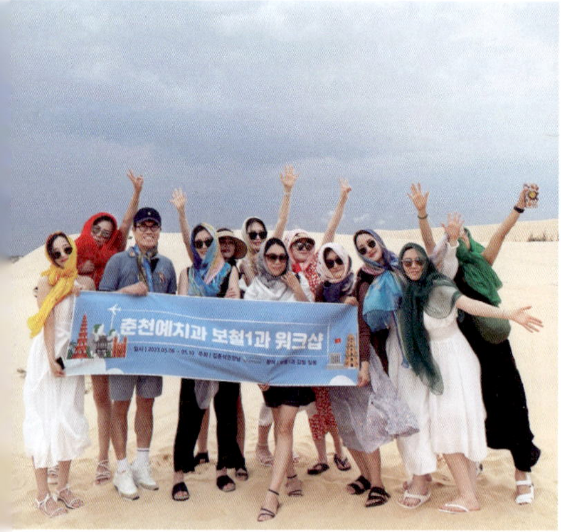

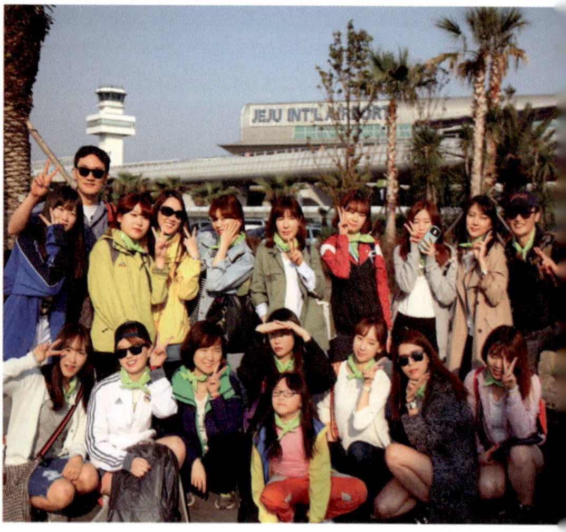

춘천예치과는 직원과 함께하는 정기 워크샵을 통해 비전을 나누고 단합하는 시간을 정기적으로 가지고 있습니다.

사람이 머무는 병원, 춘천예치과

춘천예치과의 이야기는 단순히 한 치과병원의 연혁이 아닙니다. 이는 한 조직이 사람들과 함께 성장하며 만들어 낸 문화의 기록이자, '사람이 중심이 되는 병원'이라는 철학의 증거입니다.

우리는 첨단 장비나 기술보다 더 중요한 것이 있다는 사실을 잊지 않았습니다. 그것은 바로 사람의 변화입니다. 사람의 태도가 바뀌고, 그 변화가 제도화되고, 그 제도가 문화를 이루며 병원을 진정한 신뢰와 공감의 공간으로 바꾸어 냅니다. 춘천예치과는 그렇게 진료실의 작은 행동부터 시작해, 병원의 구조와 방향까지 사람의 힘으로 움직여 왔습니다.

흔들리지 않는 가치, 위기 속에서 더 단단해지다

코로나19는 병원 운영의 한계를 시험했습니다. 사람들은 병원을 기피했고 많은 병원이 문을 닫았습니다. 하지만 춘천예치과는 그 시기에도 병원의 방향을 잃지 않았습니다. 우리는 스스로 단순하고도 분명한 메시지를 던졌습니다.

'코로나가 길어질 수도 있지만, 우리는 함께 이겨낼 방법을 계속 찾고 신속하게 적용할 것입니다.'

그 말은 직원에게 두려움을 이겨내는 힘이 되었고, 누구도 나서서 해결책을 강요하지 않았지만 모두가 스스로 움직이기 시작했습니다. 감염 방지 시스템을 구축하고, 병원의 구조를 재정비하며, 환자와 직원 모두가 더 안전하고 믿을 수 있는 공간을 만들어 갔습니다. 그때 알게 되었습니다. 위기의 시기에 병원의 '경쟁력'은 결국 그 조직이 지닌 '문화'에서 비롯된다는 것을. 광고와 마케팅으로 주목받던 병원이 조용히 문을 닫는 동안, 우리는 변함없이 환자를 맞이했습니다.

하지만 이제 우리는 또 다른 새로운 위기를 마주하고 있습니다. 초저수가 경쟁이라는 이름의 구조적 왜곡입니다. 환자 유치의 기준이 '가격'이 되고, 그 가격이 모든 가치를 지배하는 현실은 의료가 가져야 할 본질을 흔들고 있습니다. 춘천예치과는 이 유혹을 거부합니다. 우리는 기술과 가격보다 사람과 신뢰, 설명과 공감 그리고 환자 스스로의 건강관리를 도울 수 있는 병원이 되고자 합니다.

지속 가능성을 향한 구조와 의지

'100년을 이어갈 병원'이라는 비전은 이상이 아니라 구조입니다. 개인의 능력에 기대어 버티는 병원이 아니라, 후임을 세우고 구조를 정비하여 지속할 수 있는 시스템을 갖춘 병원, 그것이 우리가 꿈꾸는 미래입니다.

진료와 경영의 투명성을 바탕으로 은퇴와 승계의 질서를 정립하고, 구성원의 변화와 성장에 유연하게 대응하는 병원. 그리고 그 모든 변화 속에서도 환자에게는 변하지 않는 따뜻함과 진심을 보여주는 병원. 그것이 우리가 만들고 싶은 '100년 병원'입니다.

EPILOGUE

퇴근보다 출근이 기다려지는 병원

춘천예치과가 사랑받는 이유는 단순합니다. 사람들이 이곳에 머물고 싶어하기 때문입니다. 환자와 직원 모두가 이곳에서 신뢰를 얻고, 안정을 느끼고, 스스로의 성장을 경험합니다. 환자는 치료를 받으러 오는 것이 아니라 설명을 듣고 이해하며, 함께 건강을 관리하는 경험을 하러 옵니다. 직원은 상사의 명령을 따르기 위해서가 아니라 자신이 할 수 있는 역할을 주도적으로 실현하기 위해 출근합니다.

춘천예치과는 묻습니다. '어떻게 하면 환자가 더 오게 할까?'가 아니라, '어떻게 하면 환자가 더 오래 머물고 싶어질까?'라고.

진료실 밖, 복도에서 환자와 주고받는 짧은 인사. 카페에서 우연히 마주친 환자와 나누는 진료 이후의 안부. 다녀간 환자의 가족이 자연스럽게 다시 병원 문을 열고 들어오는 모습. 이 모든 장면이 춘천예치과의 정체성입니다. 우리는 기술보다 사람이 먼저인 병원을 지향합니다.

사람과 함께하는 병원의 100년을 꿈꾸며

20년을 돌아보며, 우리는 이제 100년을 준비합니다. 우리는 더 많은 환자와의 신뢰를 만들 것이고, 더 많은 직원과의 동행을 지켜낼 것입니다.

사람이 머무는 병원, 퇴근보다 출근이 기다려지는 병원. 그 안에서 우리는 웃고, 배우고, 함께 성장합니다. 춘천예치과는 오늘도 그 문을 열고, 사람들을 기다리고 있습니다.

연 혁

2005 춘천예치과 개원 [4층] (원장 4명, 직원 9명)

2007 5층 확장 (원장 6명, 직원 38명)

2008 재진 환자 관리 강화 프로그램 시행

2009
6층 확장 (원장 7명, 직원 56명)
예카페(Ye-Cafe) 오픈
365일 진료 시작

2010 공동 개원 재정비

2011
'알바니아' 해외 의료봉사
'감사패' (밀알재활원장)

2012
병원 봉사 차량 및 이동식 진료 장비 구입
봉사단체 '나비채' 발족
평창군(평창읍, 대화면, 봉평면) 의료봉사
'적십자 회원유공장 은장' (대한적십자 총재)
전라남도 여수 무의도 의료봉사

2013
콜센터 오픈, 전자 차트 도입
화천군(하남면 위라리) 의료봉사
'제33회 장애인의 날 표창패' (평창군수)
화천군 하남면 자매결연
양구군 방산면 의료봉사
아프리카 '세네갈' 해외 의료봉사

HISTORY

2014	양구군 방산면 의료봉사 강원도장애인복지관 의료봉사 7층 확장 (원장 11명, 직원 120명) '적십자 회원유공장 금장' (대한적십자 총재) '사회공헌협약' (대한적십자 강원도지사)
2015	'표창장' (스마일재단 이사장) '표창장' (강원도지사) 도서나눔바자회 기부금 전달
2016	아프리카 '세네갈' 해외 의료봉사
2017	'납세자의 날 모범납세자상' (국무총리상) 양구군 의료봉사 (의료서비스 취약지역 방문 무료 진료) Ye-Way 대상
2018	태국 '치앙마이' 해외 의료봉사
2019	화천군 의료봉사 (의료서비스 취약지역 방문 무료 진료)
2022	3층 확장 (5개 층 진료) '납세자의 날 모범납세자상' (기획재정부장관상)
2024	필리핀 클락 아이따족 해외 의료봉사 춘천시와 함께하는 외국인 계절 근로자 대상 의료봉사
2025	춘천예치과 개원 20주년